U0135298

本草三部曲 丛书

总主编 殷佩浩

芳香本草

殷佩浩 陈 腾 主编

中国出版集团有限公司

世界图书出版公司

上海　西安　北京　广州

图书在版编目 (CIP) 数据

芳香本草 / 殷佩浩, 陈腾主编. —上海: 上海世界图书出版公司, 2023.6
ISBN 978-7-5232-0326-2

Ⅰ.①芳… Ⅱ.①殷… ②陈… Ⅲ.①药用植物–基本知识 Ⅳ.①R282.71

中国国家版本馆CIP数据核字 (2023) 第056227号

上海市普陀区科学技术委员会基金资助 (项目编号: 2020–KP03)。

书　　名	芳香本草 Fangxiang Bencao
主　　编	殷佩浩　陈　腾
责任编辑	沈蔚颖
封面题字	徐云叔
插　　图	郁紫丹
出版发行	上海世界图书出版公司
地　　址	上海市广中路88号 9–10楼
邮　　编	200083
网　　址	http://www.wpcsh.com
经　　销	新华书店
印　　刷	杭州锦鸿数码印刷有限公司
开　　本	889 mm ×1194 mm　1/20
印　　张	15.6
字　　数	350 千字
版　　次	2023 年 6 月第 1 版　　2023 年 6 月第 1 次印刷
书　　号	ISBN 978–7–5232–0326–2/R · 662
定　　价	128.00 元

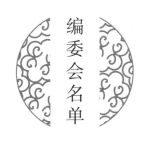

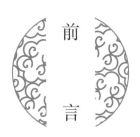

前　言

　　中医之美，药草芬芳。在中药里，气味芳香的药物，被称为芳香类中药。芳香药物是能散发浓郁的芳香气味，或经燃烧、加热等加工后能产生芳香气味，可提供芳香精油，并能用于防治疾病的一类动物或植物药物的总称，古时称"香药"，可大致分为"香草"和"芳木"两类。芳香中药最大的特点是含有较丰富的芳香成分——精油（挥发油）。

　　自古以来，芳香中药或佩香修饰，或借香疗疾，或蒸露养颜，被广泛应用于辟秽、养生、治疗疾病等诸多领域。古人认为香药同源，凡是本草，皆可制香，所有香品皆可入药。明代贾所学《药品化义》记载"香能通气，能主散，能醒脾阴，能透心气，能和合五脏"。

　　芳香药物"以气用事"，借助自身特有的生理和心理治疗功效，用于疾病预防、治疗和康复，这种方法又称"香疗法"。香气盛，则秽气除，芳香药既是怡情之物，也是养生防病的佳品。近几年随着国外芳香精油的兴盛发展，芳香中药显示出了巨大的应用潜力。

　　本书依据自然属性划分，搜集整理了中药中气味芳香且具养生保健功能的传统芳香中药，将芳香中药的来源、形态、气味、药性、成分、现代药理及简便香疗方法娓娓道来，和大家一起在书中遍览药草，尽享芬芳。

　　在这日新月异的科技时代，远离山间田野的我们，心中亦可有那一寸记忆里的纯洁、欢快时光，去追溯那千年的药草芬芳，感受中医药的魅力所在。

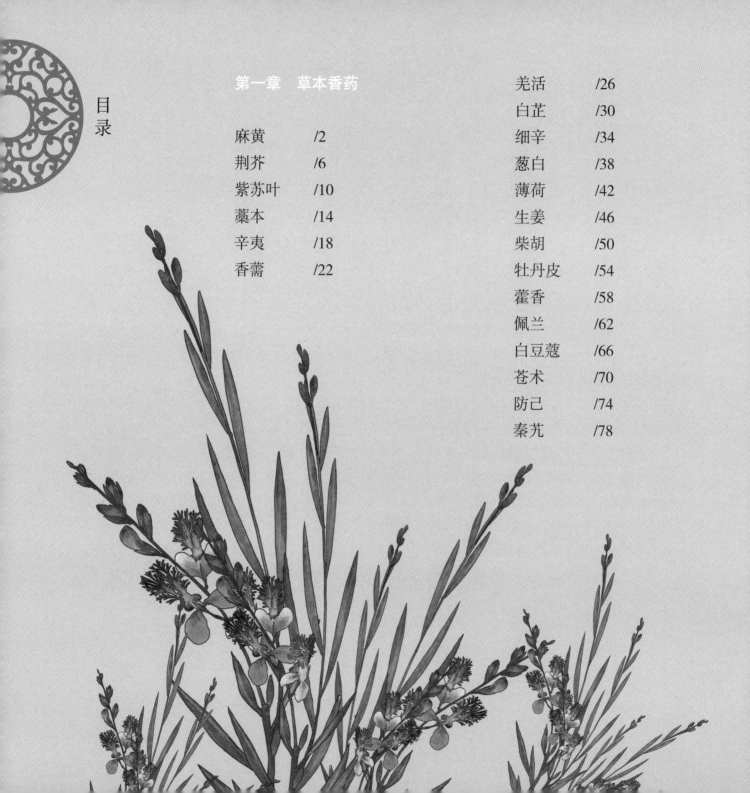

目录

第一章　草本香药

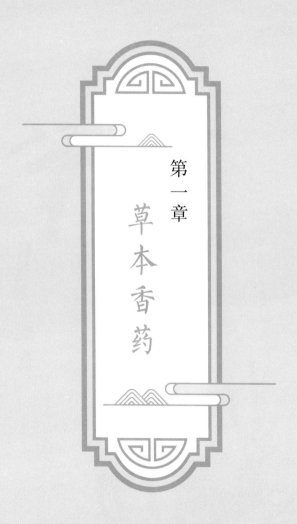

第一章

草本香药

芳香树子

芳 香 本 草

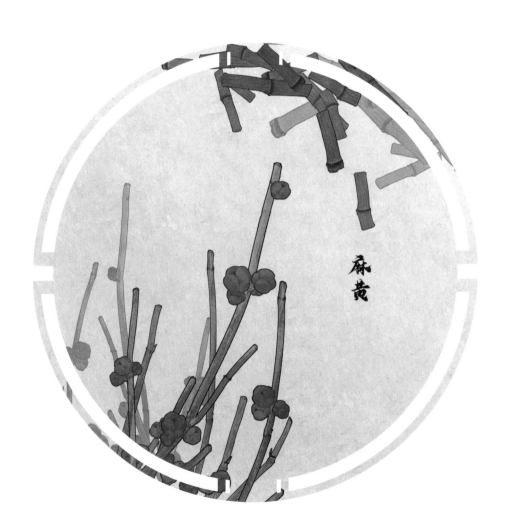

麻黄

麻黄，别名色道麻、结力根、龙沙、狗骨等，为麻黄科植物草麻黄 *Ephedra sinica* Stapf、中麻黄 *Ephedra intermedia* Schrenk et C.A.Mey. 或木贼麻黄 *Ephedra equisetina* Bge. 的干燥草质茎。秋季采割绿色的草质茎，晒干。以色淡绿、内心色红棕、味苦涩者为佳。分布于中国辽宁、吉林、内蒙古、河北、山西、河南西北部及陕西等地。

麻黄味辛，解表出汗；身热头痛，散寒平喘

【性味】味辛、微苦，性温。

【归经】归肺、膀胱经。

【功效】发汗解表，宣肺平喘，利水消肿。

【主治】风寒表实证，恶寒发热，无汗，头痛身疼，邪壅于肺，肺气不宣，咳嗽气喘，风水浮肿，小便不利，风湿痹痛，肌肤不仁以及风疹瘙痒，阴疽痰核。

【用法用量】内服：煎汤，1.5～10 g；或入丸、散。外用：适量，研末嗜鼻或研末敷。生用发汗力强，发汗、利水用之；炙用发汗力弱；蜜炙兼能润肺，止咳平喘多用。

【注意事项】

（1）发汗能力较强，表虚自汗、阴虚盗汗、金（肺）水（肾）虚喘者慎用。

（2）麻黄能兴奋中枢神经，因此，失眠患者慎用。

（3）麻黄有强心、缓慢升压作用，对于有高血压、心功能异常患者慎用。

麻黄气微香

麻黄气微香，味涩、微苦，芳香疏泄，是解表要药。陶弘景说麻黄是"伤寒解肌第一药"，后世本草著作，亦称麻黄是"发表第一药""治感第一要药"。名之为"第一药"者，可见其辛香发汗之功，是其他药不可替代之谓也。

化学成分与药理研究

麻黄的主要成分为多种生物碱，如麻黄碱、伪麻黄碱、麻黄次碱以及黄酮类化合物等，另外，麻黄中还含有挥发性的苄甲胺、儿茶酚鞣质，以及少量挥发油；挥发油中主要含左族-α-松油醇。麻黄的药理研究如下：

发汗 仅在人发热时能增加其发汗量，动物实验尚未证实本品单独应用时有发汗效应。

退热 麻黄发挥油及其主要成分松油醇，对正常小白鼠均有降温作用。

平喘　麻黄碱和伪麻黄碱能松弛支气管平滑肌，且作用较缓和而持久，故能使呼吸平顺而止喘，即所谓"宣通肺气平喘"。

利尿　伪麻黄碱有明显利尿作用。作用机制初步认为与扩张肾血管而增加肾血流量，及阻碍肾小管对钠离子的重吸收有关。

升压　麻黄碱能收缩血管而升高血压，其作用缓进而持久，可维持数小时。

抗病毒　麻黄挥发油对流感病毒有抑制作用。其主要机理可能是抑制呼吸道合胞病毒合胞体形成。

各家论述

《**汤液本草**》　夫麻黄治卫实之药，桂枝治卫虚之药。桂枝、麻黄，虽为太阳经药，其实荣卫药也。肺主卫（为气），心主荣（为血），故麻黄为手太阴之剂，桂枝为手少阴之剂。故伤寒伤风而嗽者，用麻黄桂枝，即汤液之源也。

《**本草通玄**》　麻黄轻可去实，为发表第一药，惟当冬令在表真有寒邪者，始为相宜。虽发热恶寒，苟不头疼、身痛、拘急、脉不浮紧者，不可用也。虽可汗之症，亦当察病之重轻，人之虚实，不得多服。盖汗乃心之液，若不可汗而误汗，虽可汗而过汗，则心血为之动摇，或亡阳，或血溢而成坏症，可不兢兢致谨哉。

《**神农本草经**》　主中风、伤寒头痛，温疟。发表出汗，去邪热气，止咳逆上气，除寒热，破癥坚积聚。

《**名医别录**》　主五脏邪气缓急，风胁痛，字乳余疾。止好唾，通腠理，疏伤寒头痛解肌，泄邪恶气，消赤黑斑毒。

《**药性论**》　治身上毒风顽痹，皮肉不仁。

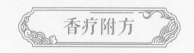

香疗附方

1. 麻杏桑芩熏蒸剂

【组成及用法】将生麻黄 15 g，黄芩、桑白皮各 12 g，杏仁、枳实、当归、川厚朴各 9 g，水煎取汁，熏蒸吸入，每次 20 分钟，每日 3 次。

【适应证】咳喘痰多，形寒发热，气促难平等急性支气管炎、支气管哮喘。

2. 麻黄塞鼻方

【组成及用法】将白果、麻黄共研细末，过筛，贮瓶密封，用时取药粉适量，药棉裹之，塞入一侧鼻孔内，每侧鼻孔交替塞 30 分钟。每日 3 次，3 日为 1 个疗程。

【适应证】寒性哮喘。

荆　芥

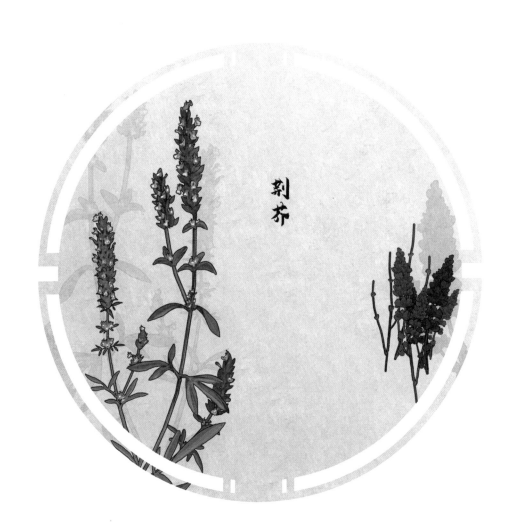

荆芥

荆芥味辛，轻宣发表；能清头目，消疮理血

【性味】味辛，性微温。

【归经】归肺、肝经。

【功效】祛风解表，透疹，消疮，止血。

【主治】感冒，头痛，麻疹，风疹，疮疡初起，衄血，吐血，便血，崩漏，产后血晕。炒炭治便血、崩漏、产后血晕。

【用法用量】内服：煎汤，生用量3～9 g；炒黄用量5～9 g；荆芥炭用治失血之血晕时，可用至20 g。

【注意事项】表虚自汗、阴虚头痛忌服。

荆芥别名香荆荠、线荠、四棱杆蒿、假苏等，为唇形科植物荆芥 Schizonepeta tenuifolia Briq. 的干燥地上部分。夏、秋二季花开到顶、穗绿时采割，除去杂质，晒干。以身干、色黄绿、茎细、穗多、无泥杂者为佳。分布于中国安徽、江苏、浙江、江西、湖北、河北等地。

荆芥气芳香

荆芥气芳香，味微涩而辛温，辛香而散，善于轻宣发表，祛风理血，能散血中之风。其气温散，气香入脾，能助脾消食，通利血脉。荆芥富含芳香油，以叶片含量最高，可驱虫灭菌。同时荆芥鲜嫩的茎叶可供作蔬菜食用，味鲜美，生食、熟食均可；一般将嫩尖作夏季调味料，是一种无公害、保健型辛香蔬菜。

化学成分与药理研究

目前研究发现荆芥含挥发精油，其主要化学成分为桧烯、7-辛烯-4-醇、柠檬烯、苯乙酮、葛缕酮、香茅醇、乙酸香叶酯、橙花叔醇等。此外，荆芥还含有单萜苷、黄酮、有机酸、三萜、甾体类等化合物。荆芥的药理研究如下：

抗菌 荆芥煎剂对金黄色葡萄球菌和白喉杆菌有较强的抗菌作用，对炭疽芽孢杆菌、乙型链球菌、伤寒沙门菌、痢疾志贺菌、铜绿假单胞菌和人型结核菌等有一定的抑制作用。

解热 荆芥挥发油有解热、降温作用。研究显示用荆芥挥发油 0.5 mL/kg 灌胃，对正常大鼠有降低体温的作用。荆芥可以用来治疗感冒或者风寒。当感冒发热时，可吃一些荆芥来缓解发热症状。

镇痛　荆芥挥发油中的 d-薄荷酮和 3-甲基环已酮有镇痛作用。针对头痛或者身体某些部位的疼痛，都可以用一些荆芥来缓解。

止血　生品荆芥不能明显缩短出血时间，仅能缩短凝血时间约 30% 左右。而荆芥炭则使出血时间缩短了 70% 以上。荆芥炭挥发油亦有止血作用，荆芥炭止血作用以散剂口服为好，水煎剂则止血作用不明显。

各家论述

《**本草纲目**》　散风热，清头目。作枕，去头项风；同石膏末服，去风热头痛。

《**本经逢原**》　产后止血，童便制黑用。凡食河豚及一切无鳞鱼与驴肉俱忌之；食黄鱼后服之，令人吐血，惟地浆可解。与蟹同食动风。

《**本草备要**》　其性升浮能发汗。散风湿，利咽喉，清头目。治伤寒头痛，中风口噤，身强项直，口面喎斜，目中黑花。其气温散，能助脾消食，通利血脉。治吐衄肠风，崩中血痢，产风血运，瘰疬疮肿，清热散瘀，破结解毒。

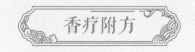

香疗附方

1. 荆芥塞鼻方

【组成及用法】软石膏、朴硝各 15 g，龙脑、冰片、檀香皮、荆芥、薄荷各 3 g，香白芷、细辛各 6 g，研成极细粉末，放在瓶中备用，不要漏气。用时用纸捻子蘸药末，嗜健侧鼻孔，取嚏。每天 3 次，至愈为止。

【适应证】外感偏头痛。

2. 荆防熏洗方

【组成及用法】荆芥 5 g，蝉蜕、牙皂各 6 g，防风、红花、川大黄、建曲各 9 g，加清水 1 000～1 500 mL，煎煮取液，将头面对准盆口，并用布遮盖头面部及盆，趁热气熏患侧头面部 10 日左右，至出汗为度。先熏后洗，每晚 1 次。

【适应证】久治不愈的面瘫。

紫苏叶

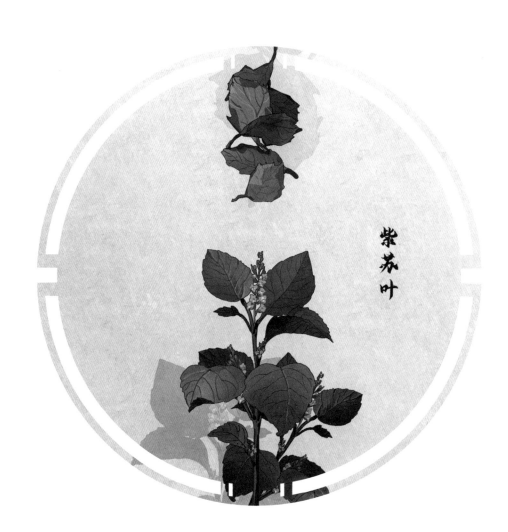

紫苏叶

紫苏叶辛，风寒发表；梗下诸气，消除胀满

【性味】味辛，性温。

【归经】归肺、脾经。

【功效】散寒解表，宣肺化痰，行气和中，安胎，解鱼蟹毒。

【主治】风寒表证，咳嗽痰多，腹胀满，恶心呕吐，腹痛吐泻，胎气不和，妊娠恶阴，食鱼蟹中毒。

【用法用量】内服：煎汤，5～10 g。外用：捣敷、研末掺或煎汤洗。

【注意事项】阴虚、气虚及温病者慎服。

紫苏叶，别名苏叶、赤苏、紫苏、香苏叶等，为唇形科植物紫苏 Perilla frutescens (L.) Britt. 的干燥叶或带嫩枝。夏季枝叶茂盛时采收，除去杂质，晒干。以叶完整、色紫、香气浓者为佳。分布于我国各地。

紫苏气清香

紫苏叶气清香，味微辛，是香草，以疏散之性，外走肌表，开宣毛窍，具有芳香疏泄、解表散邪之功；其味辛能行，芳香走窜，故能调畅气机，宽中除胀，和胃止呕。同时也是极佳的药食两用品，两千多年前有古书这样描述，"取（紫苏嫩茎叶）研汁煮粥，良，长服令人体白身香。"

化学成分与药理研究

紫苏叶挥发油的活性物质较多，在紫苏叶中的含量为 0.03%～2.00%，是紫苏叶的主要成分和特殊香气来源。主要包括紫苏醛、紫苏酮、紫苏醇、D-柠檬烯、β-石竹烯等。紫苏叶的药理研究如下：

抗菌 紫苏叶在试管内能抑制葡萄球菌生长。紫苏叶浸膏对 6 种真菌琼脂培养物最低抑菌浓度为 200～1 600 mg/mL；浸膏中的紫苏醛起主要抑菌作用。

解热 用紫苏叶煎剂及浸剂 2 g/kg 经口服伤寒混合菌苗发热的家兔，有微弱的解热作用。

升血糖 研究表明紫苏油 0.35 mL/kg 给予家兔口服，可使血糖上升。将油中的主要成分紫苏醛制成肟（Oxime）后，升血糖作用较紫苏油更强。

促进凝血　对家兔耳表静脉注射紫苏水提液，可缩短血凝时间，血浆复钙时间，说明紫苏对内源性凝血系统有促进作用，而对外源性凝血系统的影响并不明显。

促进肠蠕动　从紫苏叶中分离出的物质（Perilla Ketone），对大鼠有促进肠蠕动作用，使肠内物质运动加速，考虑为对肠括约肌有刺激作用。

镇静　从紫苏叶中分离出的紫苏醛有镇静作用，可延长苯巴比妥减少的大鼠的睡眠时间。

抗过敏　紫苏叶的抗过敏性物质系水溶性，而且耐热，是非挥发性香味成分，在体外有直接抑制巨噬细胞产生肿瘤坏死因子的能力。紫苏叶提取物还能抑制 IgE（免疫球蛋白 E）的产生，抑制 DNP（脱氧核糖核酸）–IgE 抗体和总 IgE 抗体产生，而对 DNP–IgG（免疫球蛋白 G）抗体无影响。

各家论述

《名医别录》　主下气，除寒中。

《日华子本草》　补中益气。治心腹胀满，止霍乱转筋，开胃下食，并（治）一切冷气，止脚气。

《本草图经》　通心经，益脾胃。

《本草纲目》　行气宽中，消痰利肺，和血，温中，止痛，定喘，安胎。

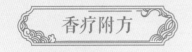

香疗附方

1. 紫苏熏蒸剂

【组成及用法】将大枫子、蓖麻子、蛇床子、祁艾各 30 g，紫苏、苦杏仁各 15 g，银杏、苦参各 12 g 加水煮沸，使用香炉或电热式香灯，把药水倒进香熏炉的盛水器中，点燃香炉或打开电源开关，待热力使药中精华徐徐释放出来，熏蒸患处。

【适应证】牛皮癣。

2. 紫苏熨剂

【组成及用法】将紫苏打碎分 2 份装入布袋，水煎 20 分钟，先取 1 袋熨颈、项、肩、背等处，稍冷则更换药袋，交替使用。每次 30～40 分钟，每日 2 次，3 日为 1 个疗程。同时也可用药汁熏洗各部位，以加强疗效。

【适应证】咳嗽气喘，胸闷呕恶。

藁　本

芳香枡子

芳香本草

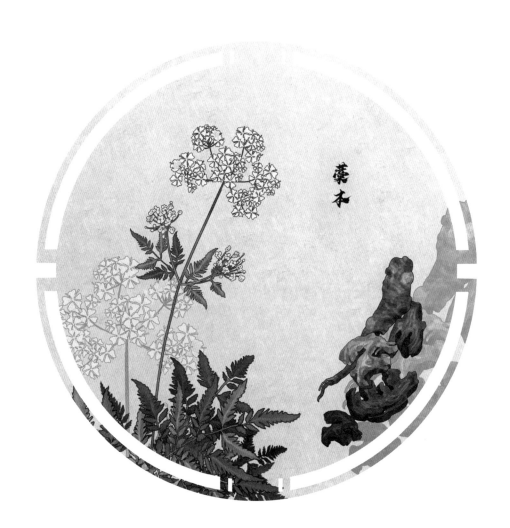

藁本

藁本气温，治巅顶痛；寒湿可去，风邪可屏

【性味】味辛，性温。

【归经】归膀胱经。

【功效】祛风，散寒，除湿，止痛。

【主治】风寒感冒，巅顶疼痛，风湿肢节痹痛。

【用法用量】内服：煎汤，3～10 g。

【注意事项】血虚头痛忌服。

藁本，别名香藁本、藁茇、鬼卿、地新等，为伞形科植物藁本 *Ligusticum sinense* Oliv. 或辽藁本 *Ligusticum jeholense* Nakai et Kitag. 的干燥根茎和根。秋季茎叶枯萎或次春出苗时采挖，除去泥沙，晒干或烘干。以个头匀整、香气浓者为佳。分布于中国四川、陕西、河南、江西、湖北、湖南、浙江等地。

藁本气浓香

藁本辛香雄烈，李时珍曰："古人香料用之，呼为藁本香。"西汉司马相如《上林赋》中述及香草时，不仅提到了杜衡、泽兰，也提到了藁本。《本草汇言》中载："藁本，……其气辛香雄烈，能清上焦之邪，辟雾露之气，故治风头痛，寒气犯脑以连齿痛。"藁本上行升散，善散督脉之风寒，能辟秽恶之气，长于升清阳，上巅顶，故项后巅顶风寒头痛多选用。同时芳香化湿，能祛除风寒湿邪，为升清化浊之药。

化学成分与药理研究

藁本含挥发油，其中主要成分是蛇床内酯、柠檬烯。藁本的药理研究如下：

抗菌 在试管内，藁本煎剂对许兰毛癣菌等多种皮肤癣菌有抑制作用。

抗炎 有研究显示小鼠口服藁本中性油，对二甲苯引起的耳壳肿胀、醋酸引起的腹腔毛细血管通透性增加有明显的抑制作用，亦可抑制因组胺引起的大鼠皮肤毛细血管通透性增强。

解痉 藁本内酯对豚鼠离体气管条有松弛作用，而且对乙酰胆碱、组胺以及氯化钡引起的气管平滑肌痉挛收缩，有明显的解痉作用。

各家论述

《**本经**》 主妇人疝瘕，阴中寒，肿痛，腹中急，除风头痛。

《**本草再新**》 治风湿痛痒，头风目肿，泄泻疟痢。

《**药性论**》 治恶风流入腰，痛冷，能化小便，通血，去头风齇疱。

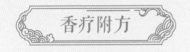

香疗附方

1. 小儿传染病防治香囊

【组成及用法】藁本、苍术、甘松、菖蒲各 10 g，山柰 15 g，雄黄 5 g，冰片 3 g，上药除冰片外共研细末，后加冰片研细备用。缝制布袋，装入药末，佩于小儿胸前，或睡眠时放在小儿枕边，每袋药可用 20 天左右，香气渐少时再换新药。

【适应证】预防流行性感冒、流行性脑膜炎、水痘、猩红热等小儿传染病。

2. 头痛药帽

【组成及用法】藁本、细辛各 10 g，羌活、防风、吴茱萸、川芎各 5 g，白芷 20 g，冰片 3 g。上药共研细末（冰片后入），分别装于长约 50 cm、宽 8 cm 的帽带和呈圆形直径 15 cm 的帽盖中，缝于帽之里层，戴于头上。

【适应证】风寒头痛。

辛 夷

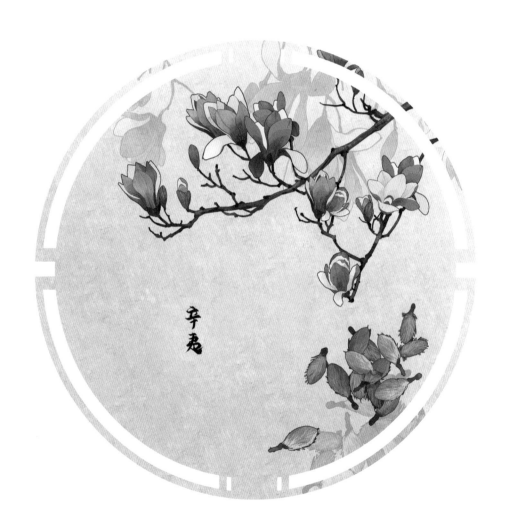

辛夷

辛夷，别名迎春、木笔花、毛辛夷、辛夷花等，为木兰科植物望春花 *Magnolia biondii* Pamp. 或玉兰 *Magnolia denudata* Desr. 或武当玉兰 *Magnolia sprengeri* Pamp. 的干燥花蕾。冬末春初花未开放时采收，除去枝梗，阴干。以花蕾未开、身干、色绿、无枝梗者为佳。分布于中国河南、安徽、湖北等地。

> **辛夷味辛，疏表之寒；通窍之剂，治鼻要药**
>
> 【性味】味辛，性温。
>
> 【归经】归肺、胃经。
>
> 【功效】散风寒，通鼻窍。
>
> 【主治】风寒头痛，鼻塞流涕，鼻衄，鼻渊。
>
> 【用法用量】3～10 g，包煎。外用适量。
>
> 【注意事项】鼻病因阴虚火旺者忌服。

辛夷气芳香

辛夷气芳香，味辛温而稍苦，能宣发卫气，开泄腠理，疏解在表之风寒。《神农本草经百种录》载："凡芳香之物，皆能治头目肌表之疾。"辛夷治疗鼻部炎症效果较好，是中医治疗鼻疾之要药。辛夷除供中医临床配方使用外，因气味芳香还作为高级香料的原料，在药品、食品加工，高档卷烟制作，化妆品、日用化工等方面应用广泛。

化学成分与药理研究

辛夷的化学成分可概括为脂溶性成分和水溶性成分两大类，主要有挥发油类、木脂素类、生物碱类等。目前辛夷的药理研究如下：

抗炎　辛夷-望春花油对二甲苯导致的小鼠耳肿胀、角叉菜胶致大鼠足肿胀、组胺导致的大鼠毛细管通透性增加等，具有明显的改善作用，说明其有较好的抗炎作用。

抗过敏　实验发现对辛夷水提取物组、醇提取物组、挥发油组均有对抗过敏性毛细血管通透性增强的作用，有明显的对抗小鼠皮肤被动变态反应的作用。

抗菌　实验发现辛夷挥发油对金黄色葡萄球菌、单核增生李斯特菌、大肠埃希菌、鼠伤寒沙门菌均有抑制作用，其中对革兰阴性菌的抑制效果较好。

平喘　辛夷雾化液具有一定的平喘止咳作用，能有效改善支气管哮喘。辛夷挥发油能够明显抑制实验性哮喘豚鼠气管浸润嗜酸性粒细胞计数，减轻哮喘气管的炎症反应。

其他　此外，还有研究表明辛夷挥发油具有一定的抗氧化活性、明显的镇痛作用及对酒精性肝损伤的保护作用。

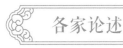

各家论述

《本经》　主五脏身体寒热，风头脑痛，面黚。

《药性论》　能治面生黚疱。面脂用，主光华。

《本草纲目》　辛夷之辛温走气而入肺，能助胃中清阳上行通于天，所以能温中治头面目鼻之病。

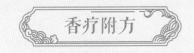

1. 辛夷嗅鼻剂

【组成及用法】用辛夷、苍耳子、薄荷、白芷、川芎、细辛、牙皂各 3 g，共同研末，加寸香 0.3 g，拌好装瓶中，佩戴在身边，经常用鼻嗅闻，嗅觉自然加强。

【适应证】鼻神经萎缩。

2. 鼻渊药枕

【组成及用法】取白芷、辛夷各等份，装入枕芯，睡时枕之。

【适应证】鼻塞不通，香臭不闻，流涕腥臭，头痛、眉棱骨痛之鼻渊。

香薷

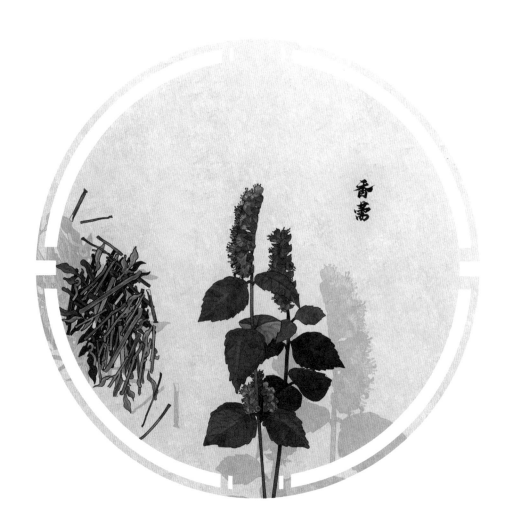

香薷

香薷味辛，除烦解热；伤暑便涩，化湿和中

【性味】味辛，性微凉。

【归经】归肺、胃经。

【功效】发汗解暑，行水散湿，温胃调中。

【主治】夏月感寒饮冷，头痛发热，恶寒无汗，胸痞腹痛，呕吐腹泻，水肿，脚气。

【用法用量】内服：煎汤，3～10 g。

【注意事项】表虚者忌服。

香薷，别名香茹、香草，为唇形科植物石香薷 *Mosla chinensis* Maxim. 或江香薷 *Mosla chinensis* 'Jiangxiangru' 的干燥地上部分。前者习称"青香薷"，后者习称"江香薷"。夏季茎叶茂盛、花盛时择晴天采割，除去杂质，阴干。以枝嫩、穗多、气香者为佳。青香薷分布于中国广西、湖南、湖北等地；江香薷分布于中国江西。

香薷气清香而浓

香薷气清香而浓，味微辛而凉，乃药食同源之品，李时珍曰："香薷有野生，有家莳。中州人三月种之，呼为香菜，以充蔬品。"丹溪朱氏惟取大叶者为良，而细叶者香烈更甚，今人多用之。香薷入药，芳香疏泄，解表散邪，善于疏解在表之暑邪，同时芳香醒脾，内服能祛暑化湿而和中，性温而为燥烈，发汗而不峻猛，故《本草纲目》言："世医治暑病，以香薷饮为首药。"

化学成分与药理研究

香薷植物中共检测到主要挥发性成分 51 种，有萜烯类、酯类、醇类、烷类、酮类、酸类、酚类、醛类和呋喃 9 大类，这些挥发性成分中含量较高的是 β-石竹烯和 α-法尼烯。香薷的药理研究如下：

抗菌　香薷挥发油有较广谱的抗菌作用，其主要抗菌有效成分为百里香酚、香荆芥酚和对聚伞花素等。有研究表明香薷挥发油对金黄色葡萄球菌、表皮葡萄球菌、伤寒沙门菌、变形杆菌等 10 种菌株均有一定的抑制作用。

解热 香薷具有一定的解热作用，能使实验动物体温降低。有研究证明用香薷散煎液灌胃啤酒酵母感染所致发热的大鼠，1次给药有短暂的退热作用，连续3次给药有显著解热作用。

镇静 有研究证明用石香薷挥发油灌胃阈下剂量戊巴比妥钠的小鼠，有明显抑制催眠作用，表明其有镇静作用。

增强免疫 有研究发现香薷挥发油具有增强机体特异性和非特异性免疫应答、提高机体防御机制的作用。

利尿 研究表明香薷能够对肾血管产生刺激作用而引起肾小管充血、滤过压增高，从而发挥利尿作用。

各家论述

《**名医别录**》 主霍乱，腹痛吐下，散水肿。

《**日华子本草**》 下气，除烦热，疗呕逆冷气。

《**本草衍义补遗**》 治伤暑，利小便。

《**滇南本草**》 解表除邪，治中暑头疼，暑泻肚肠疼痛，暑热咳嗽，发汗，温胃，和中。

《**食物本草**》 夏月煮饮代茶，可无热病，调中温胃；含汁漱口，去臭气。

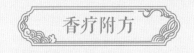
香疗附方

1. 香薷止痒散

【组成及用法】将藿香、香薷、茵陈、透骨草各 30 g 加水煮沸，使用香炉或电热式香灯，把药水倒进香熏炉的盛水器中，点燃香炉或打开电源开关，待热力使药中精华徐徐释放出来，熏蒸皮肤。

【适应证】脂溢性皮炎、亚急性期皮炎、银屑病、皮肤瘙痒症等。

2. 香薷足浴法

【组成及用法】将西瓜皮（切细）1 块，升麻、香薷、佩兰、竹叶、柴胡、黄芩各 10 g，水煎取汁足浴，每日 2 次，每次 10～30 分钟，连续 2～3 日。

【适应证】小儿夏季热。

羌 活

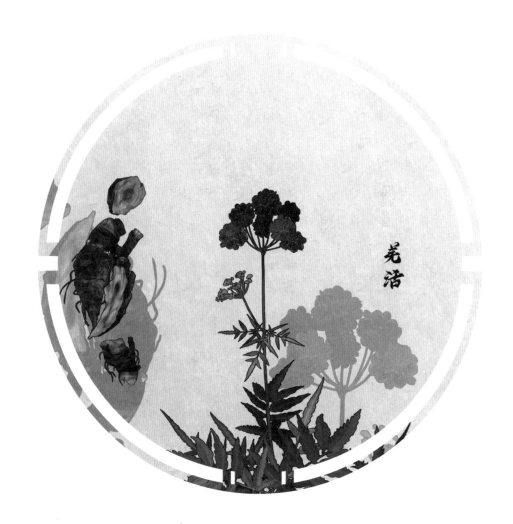

羌活

羌活，别名羌青、羌滑、黑药等，为伞形科植物羌活 *Notopterygium incisum* Ting ex H. T. Chang 或宽叶羌活 *Notopterygium franchetii* H. de Boiss. 的干燥根茎和根。春、秋二季采挖，除去须根及泥沙，晒干。以条粗、表面棕褐色、断面朱砂点多、香气浓者为佳。分布于中国甘肃、青海、四川等地。

羌活微温，祛风除湿；身痛头疼，舒筋活络

【性味】味辛，苦，性温。

【归经】归膀胱、肾经。

【功效】散表寒，祛风湿，利关节，止痛。

【主治】外感风寒，头痛无汗，风水浮肿，疮疡肿毒。用于阳痿遗精，遗尿尿频，腰膝冷痛，肾虚作喘，五更泄泻。外用治白癜风，斑秃。

【用法用量】内服：煎汤，3～9 g。治感冒用量宜轻，3～6 g 便可；如治风湿，用量稍重，可用至 9 g。但羌活、独活同用时，两者的剂量都不宜过多，以免引起恶心不适感。

【注意事项】

（1）该品辛香温燥之性较烈，故阴亏血虚者慎用，阴虚头痛者慎用。

（2）血虚痹痛忌服。

（3）血虚头痛，以及遍身疼痛、骨痛，因而带寒热者，此属内证，误用反致加剧。

羌活气淡香

羌活气味较淡，味微苦而辛。本品辛香发散，善于升散发表，有较强的解表散寒之功效；辛散祛风，味苦燥湿，性温散寒，可治风寒湿痹；辛香之气又可条达肢体，通畅血脉而止痛，故可治疗肢体疼痛，善于除头项肩背之痛，多用于上半身风寒湿痹、肩背肢节疼痛。

化学成分与药理研究

现代药理研究发现，羌活中含有单萜、倍半萜以及非萜类共 97 个化学成分。化学成分相对含量的计算结果显示，α-蒎烯（25.39%～41.68%），β-蒎烯（19.34%～40.95%）和柠檬烯（4.59%～11.99%）为羌活的主要成分。羌活的药理研究如下：

抗炎　羌活水提取物对迟发型变态反应引起的肝损伤具有一定的保护作用。有学者以足趾肿胀、水肿的大鼠为研究对象，让其服用羌活水提取物，结果显示大鼠在服用羌活水提取物后其足趾肿胀、水肿等症状明显改善。

抗心律失常 羌活中含有较多的挥发油，而挥发油具有控制心率、改善心肌营养性血流量及扩张冠状动脉等作用。

抗心肌缺血 羌活中的挥发油和香豆素具有促进冠状动脉扩张及增加冠状动脉血流量的作用。

抗菌 羌活具有抑制金黄色葡萄球菌活性的作用。5%羌活水溶液即可对部分浅部真菌起到抑制作用。

活血 羌活具有抗凝、活血化瘀的作用，可用于治疗脑血管疾病。

预防血栓形成 羌活可通过抑制血小板的聚集，而使血液的黏稠度下降，起到预防血栓的作用。

促进肠道蠕动及改善肠胃功能 用羌活、白术水煎剂对脾虚型腹泻患者和肠鸣患者进行治疗。有研究结果显示，腹泻症状可明显改善，肠鸣症状可基本消失。

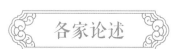

各家论述

《唐本草》 疗风宜用独活，兼水宜用羌活。

《本草纲目》 羌后、独活，皆能逐风胜湿，透关利节，但气有刚劣不同尔。

《雷公炮制药性解》 羌活气清属阳，善行气分，舒而不敛，升而能沉，雄而善散，可发表邪，故入手太阳小肠。足太阳膀胱以理游风，其功用与独活虽若不同，实互相表里。

《本草备要》 泻肝气，搜胖风，治风湿相搏，本经（太阳）头痛，督脉为病，脊强而厥，刚痉柔痉，中风不语，头旋目赤。

《本经逢原》 羌活乃却乱反正之主帅，风能胜湿，故羌活能治水湿，与芎藭同用，治太阳、厥阴头痛，发汗散表，透关利节，非时感冒之仙药也。昔人治劳力感寒，于补中益气汤中用之，深得补中寓泻之意。

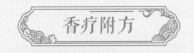

香疗附方

1. 羌活熏蒸剂

【组成及用法】羌活、川芎各 15 g，红花、苏木各 9 g，延胡索、忍冬藤各 30 g，水煎熏蒸病患处。蒸时以局部微似汗出为度，注意保暖，勿受风寒。

【适应证】颈椎病。

2. 羌活塞鼻方

【组成及用法】将羌活、细辛、高良姜各 3 g，白芷、川芎、蔓荆子各 6 g，上药共研细末，和匀装瓶备用，使用时取干棉球蘸药粉塞鼻。左侧头痛塞右鼻孔中，右侧头痛塞左鼻孔中。疼痛较轻者每日 6 次，分早、中、晚各塞鼻 2 次；疼痛较重者不拘时限，多次塞鼻。

【适应证】血管神经性头痛。

馨香村子

芳香本草

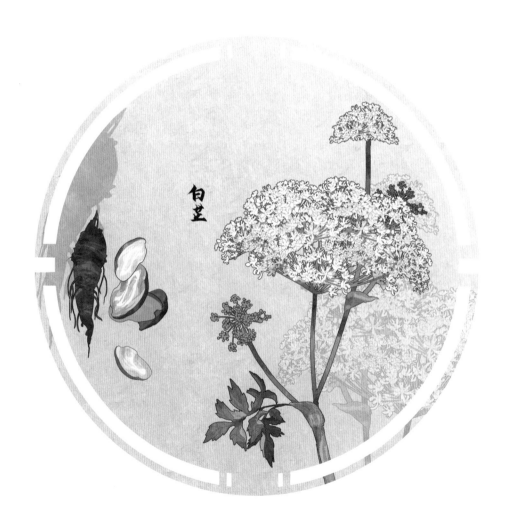

白芷

白芷辛温，祛风止痛；风热瘙痒，排脓通用

【性味】味辛，性温。

【归经】归肺、脾、胃经。

【功效】解表散寒，祛风止痛，宣通鼻窍，燥湿止带，消肿排脓。

【主治】头痛，眉棱骨痛，齿痛，鼻渊，寒湿腹痛，肠风痔漏，赤白带下，痈疽疮疡，皮肤燥痒，疥癣。

【用法用量】内服：煎汤，3～10 g。外用适量。

【注意事项】阴虚血热者忌服。

白芷，别名兴安白芷、大活、香大活、走马芹、狼山芹等，为伞形科植物白芷 *Angelica dahurica*（Fisch. ex Hoffm.）Benth.et Hook.f 或杭白芷 *Angelica dahurica*（Fisch. ex Hoffm.）Benth. et Hook.f.var. *formosana*（Boiss.）Shan et Yuan 的干燥根。夏、秋间叶黄时采挖，除去须根和泥沙，晒干或低温干燥。以条粗壮、质坚硬、体重、色白、粉性足、香气浓者为佳。分布于中国浙江、河北、河南、四川等地。

白芷气芳香

白芷气芳香，有"香白芷"之称，许慎《说文》云："芬芳与兰同德，故骚人以兰茝为咏，而本草有芬香、泽芬之名，古人谓之香白芷云。"本品芳香疏散，外走肌表，开宣毛窍，具有解表散邪之功，可疏解在表之寒邪。白芷芳香上达，通窍上痛，善入足阳明胃经，治疗前额头痛及牙痛。白芷亦是调味剂，适合与其他香辛料配合，如豆蔻、草果、肉桂等，对除去肉食品的腥气味有非常好的效果，并能增加食品的香气和风味。

化学成分与药理研究

白芷挥发油中鉴定出 29 个化合物，主要成分为：甲基环癸烷（Methylcyclodecame）、1-十四碳烯（1-Te-tradecene）等。白芷的药理研究如下：

促进皮肤代谢　现代医学证明白芷可以促进皮肤新陈代谢，消除色素在组织中过度堆积，去除面部色斑瘢痕，治疗皮肤疮痍、疥癣、痤疮、黑头、粉刺等，在美白祛斑、改善微循环、延缓皮肤衰老方面都有独特的疗效。

抗炎　小鼠白芷或杭白芷煎剂灌胃，可明显抑制二甲苯所致小鼠耳部的炎症。

解痉　白芷所含的佛手柑内酯、花椒毒素、异欧前胡素乙对兔回肠具有明显的解痉作用。

抗菌　白芷煎剂对大肠埃希菌、痢疾志贺菌、变形杆菌、伤寒沙门菌、副伤寒沙门菌、铜绿假单胞菌、霍乱弧菌、人型结核杆菌等均有抑制作用。

抗辐射　白芷甲醇提取物 1 g/kg 于 X 线照射前 5 分钟腹腔注射，对小鼠皮肤损害有防护作用。

其他　小量白芷毒对动物延髓血管运动中枢、呼吸中枢、迷走神经及脊髓都有兴奋作用，能使血压上升，脉搏变慢，呼吸加深，并能引起流涎、呕吐，大量使用能引起强直性间歇性痉挛，继以全身麻痹。

各家论述

《本草纲目》　白芷，色白味辛，行手阳明；性温气厚，行足阳明；芳香上达，入手太阴肺经。如头、目、眉、齿诸病，三经之风热也；如漏、带、痈疽诸病，三经之湿热也；风热者辛以散之，湿热者温以除之。为阳明主药，故又能治血病、胎病，而排脓生肌止痛。治鼻渊，齿痛，小便出血，眉棱骨痛，大肠风秘，妇人血风眩晕，反胃吐食；解砒毒、蛇伤、鼻衄、刀箭金疮。

《本草求真》　白芷，气温力厚，通窍行表，为足阳明经祛风散湿主药。故能治阳明一切头面诸疾，如头目昏痛，眉棱骨痛，暨牙龈骨痛，面黑瘢疵者是也。且其风热乘肺，上烁于脑，渗为渊涕；移于大肠，变为血崩血闭，肠风痔瘘痈疽；风与湿热，发于皮肤，变为疮疡燥痒；皆能温散解托，而使腠理之风悉去，留结之痈肿潜消，诚祛风上达，散湿之要剂也。

《本草正义》　白芷，气味辛温，芳香特甚，最能燥湿。《本经》所谓长肌肤而润泽颜色者，以温养为义，初非谓通治外疡，可以生肌长肉；乃《大明本草》竟以治乳痈、发背、瘰疬、痔瘘、疮痍、疥癣，谓为破宿血，生新血，排脓止痛云云。

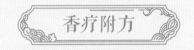

香疗附方

1. 鹅不食草白芷熏蒸剂

【组成及用法】将鹅不食草 30 g，白芷 2 g，羌活 15 g，菊花 12 g，冰片 5 g 研末，倒入干净瓶内，加入沸水，待瓶内放出蒸气时，将患侧鼻孔对准瓶口吸入蒸气，每日 2～3 次，连用 4～5 日。

【适应证】急性鼻炎。

2. 白芷香囊

【组成及用法】将白芷打碎装入香囊之中，佩戴于身上，每次 30～40 分钟，每日 2 次，3 日为 1 个疗程。

【适应证】头晕困乏，初期感冒鼻塞。

3. 白芷塞鼻剂

【组成及用法】将白芷 3 g，冰片 0.6 g，共研细末，过筛，贮瓶密封，用时取药粉适量，药棉裹之，塞入一侧鼻孔内，每侧鼻孔交替塞 30 分钟。每日 3 次，3 日为 1 个疗程。

【适应证】风寒感冒，鼻塞头痛。

细 辛

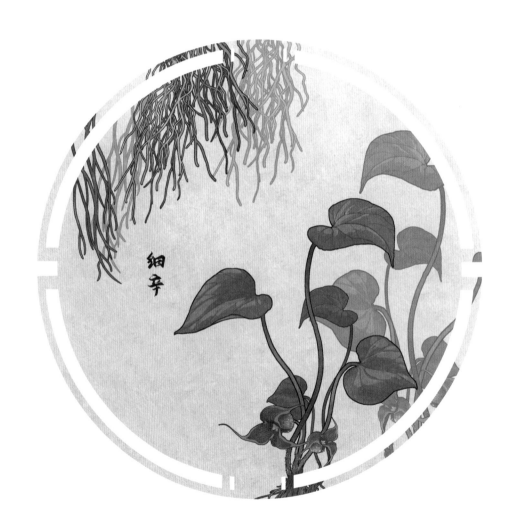

细辛

細辛辛温，利窍通关；少阴头痛，风湿皆用

【性味】味辛，性温有小毒。

【归经】归心、肺、肾经。

【功效】解表散寒，祛风止痛，通窍，温肺化饮。

【主治】风寒感冒，头痛，牙痛，鼻塞流涕，鼻衄，鼻渊，风湿痹痛，痰饮喘咳。

【用法用量】内服：煎汤，1～3 g。散剂每次服0.5～1 g。外用适量。

【注意事项】

（1）肝阳头痛、肺燥干咳、痰火扰心所致窍闭神昏者忌用。

（2）不能与藜芦同用。

细辛，别名华细辛、盆草细辛等，为马兜铃科植物北细辛 *Asarum heterotropoides* Fr. Schmidt var. *mandshuricum*（Maxim.）Kitag.、汉城细辛 *Asarum sieboldii* Miq.var. *seoulense* Nakai 或华细辛 *Asarumsieboldii* Miq. 的干燥根和根茎。夏季果熟期或初秋采挖，除净地上部分和泥沙，阴干。以根灰黄、叶绿、干燥、味辛辣而麻舌者为佳。北细辛分布于中国东北；汉城细辛分布于中国吉林、辽宁等地；华细辛分布于中国陕西、四川、湖北、安徽、江西、浙江、广西等地。

细辛气辛香

细辛气辛香，味辛辣、麻舌，辛香走窜，可以通里解表，能够沟通表寒和里寒，治太阳透入之寒，再由太阳作汗而解，这实际也是因势利导法。正如甘草是医圣张仲景的挚爱一样，细辛也是医圣爱不释手的一味中药。

化学成分与药理研究

目前，从细辛挥发油中共鉴定出 55 种成分。大量研究表明，细辛挥发油中甲基丁香酚、黄樟醚和 3，5-二甲氧基甲苯的含量十分丰富，通过对多批细辛道地药材中挥发油成分进行含量测定，发现此 3 种组分的总含量约占细辛挥发油总量的 60%。细辛的药理研究如下：

解热、镇痛 细辛挥发油对家兔有镇痛作用，其镇痛强度与安替比林 0.5 mg/kg 相当。水煎剂灌胃对小鼠也有镇痛作用。其挥发油灌胃对家兔的人工发热有解热作用，并能使动物的体温降至正常以下。

局部麻醉 华细辛水煎剂能阻滞蟾蜍坐骨神经的冲动传导，其麻醉效果与1%普鲁卡因接近。细辛挥发油对兔角膜反射具有表面麻醉作用，50%细辛酊对人舌黏膜也有局部麻醉作用。

镇静 挥发油豚鼠腹腔注射有明显的中枢抑制效果，小剂量可使动物安静，大剂量可使动物睡眠。其中枢作用与巴比妥类相似，并有抗惊厥作用。

抗炎 华细辛对大鼠甲醛性及血清性关节肿胀有一定的抑制作用。细辛挥发油能对抗小鼠耳肿胀和大鼠关节肿胀。

对循环系统的影响 细辛挥发油对小鼠急性心肌缺血、低压缺氧等均有保护功效；对蟾蜍内脏血管灌流有扩张作用。挥发油对麻醉犬和猫静脉注射有降压作用，但水煎剂对猫静脉注射有明显的升压作用。

抑制免疫 水煎剂对小鼠的细胞免疫和体液免疫均有明显的抑制作用。与小鼠肌内注射氢化可的松所致的免疫抑制作用相似。

其他 细辛水提物具有抗变态反应功效，细辛挥发油还有镇咳平喘、解痉、抗菌、抗肾炎等作用。

 各家论述

《**名医别录**》 生华阴山谷，二月、八月采根阴干。

《**本草经集注**》 今用东阳临海者，形段乃好，而辛烈不及华阴、高丽者。

《**本草图经**》 今处处有之，皆不及华阴者为真，其根细而极辛。今人多以杜衡为之。

《**本草纲目**》 大抵能乱细辛者，不止杜衡，皆当以根苗色味细辨之。

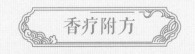

香疗附方

1. 细辛熏蒸剂

【组成及用法】将细辛、羌活、独活、防风、川乌、草乌、川芎、当归、桂枝等取适量组方加水煮沸，使用香炉或电热式香灯，把药水倒进香熏炉的盛水器中，点燃香炉或打开电源开关，待热力使药中精华徐徐释放出来，熏蒸患处。

【适应证】风寒湿痹。

2. 三白防风加味方

【组成及用法】将细辛、薄荷各3g，白附子、天麻、橘络、荆芥各6g，白菊花、防风、川芎、白芷各9g，僵蚕10g，以上药物放入砂锅中，加水600～700 mL，煎煮15～25分钟，取液倒入盆内，用消毒毛巾蘸取上药液趁热擦洗患部，反复擦洗，药液冷时则加热继续使用，每日擦洗1～2次。

【适应证】中风（脑血管意外）。

蔥　白

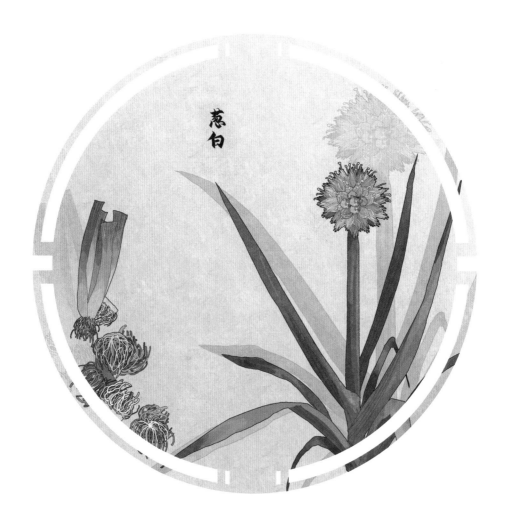

蔥白

葱白辛温，发表出汗；伤寒头痛，肿痛皆散

【性味】味辛，性温。

【归经】归肺、胃经。

【功效】发汗解表，通达阳气。

【主治】外感风寒，阴寒内盛，格阳于外，脉微，厥逆，腹泻，外敷治疗疮痈疔毒。

【用法用量】内服：煎汤，3～9 g。外用适量。

【注意事项】

（1）表虚多汗者慎服。

（2）勿与蜂蜜同服。

葱白，别名葱茎白、葱白头，为百合科植物葱 *Allium fistulosum* L. 近根部的鳞茎。采挖后，切去须根及叶，剥去外膜，鲜用。以鳞茎粗大而长、气味辛烈者为佳。分布于我国各地。

葱白气香窜

葱白最早记载在《神农本草经》中，辛温，具有很强的芳香刺鼻气味。《本草纲目》中记载："葱，所治之症，多属太阴、阳明，皆取其发散通气之功。"《中药学》中记载，葱白有自然的辛香走窜之气，而且含有丰富的葱辣素，具有一定的抗菌消炎能力；也能提味增香，去除多种食材的异味。有些人在闻食葱白后顿觉舒畅，这是因为葱白独有的辛香走窜之性能使人神经兴奋，加快呼吸，气达则身心舒畅。

化学成分与药理研究

葱白鳞茎含挥发油，油中主要成分为大蒜辣素。叶鞘和鳞片细胞中有草酸钙结晶体。葱白的药理研究如下：

抗菌 葱白挥发性成分等对白喉杆菌、结核杆菌、痢疾杆菌、葡萄球菌及链球菌有抑菌作用。水浸剂（1∶1）在试管内对堇色毛癣菌、许兰黄癣菌、奥杜盎小芽胞癣菌、羊毛状小芽胞癣菌、石膏样小芽胞癣菌、腹股沟表皮癣菌、红色表皮癣菌、考夫曼-沃尔夫表皮癣菌、星形奴卡菌等多种皮肤真菌有不同程度的抑制作用。葱的滤液在试管内有杀灭阴道滴虫的作用。

抑制胃癌发生 有报告指出鲜大葱有降低胃液内亚硝酸盐含量的作用，大葱

（0.667 g）至少可以降低 2 μg 亚硝酸盐，提示大葱可能阻断胃内亚硝胺合成，从而抑制胃癌的发生。

其他 大葱的黏液质对皮肤和黏膜有保护作用，其含硫化物有轻度局部刺激作用、缓下作用和驱虫作用，其挥发性成分由呼吸道、汗腺和泌尿道排出时，能刺激分泌，有祛痰、发汗和利尿作用。

各家论述

《**本经**》 主伤寒寒热，出汗中风，面目肿。

《**本草纲目**》 葱，所治之症，多属太阴、阳明，皆取其发散通气之功。通气故能解毒及理血病。气者，血之帅也，气通则血活矣。

《**本草经疏**》 葱，辛能发散，能解肌，能通上下阳气，故外来怫郁诸证，悉皆主之……其曰益目睛，杀百药毒者，则是辛润利窍而兼解散通气之力也。

《**医林纂要**》 葱，陶氏谓白冷青热，此却不然。但全用则行通身，根与白行肌肤，青与尖专行达肌表，上头目。又生用则外行，泡汤则表散，熟之则守中。

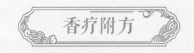

香疗附方

1. 葱白塞鼻

【组成及用法】取葱白一段塞入一侧鼻孔内，每侧鼻孔交替塞，直至鼻塞情况好转即可。

【适应证】小儿鼻塞、呼吸不畅。

2. 葱白香薰膏

【组成及用法】取老葱白，去皮须捣成膏状，用匙送入喉中，灌以麻油 200 g，虫积皆化为黄水而下。

【适应证】虫积卒心急痛，牙关紧闭欲绝。

3. 哮喘擦剂

【组成及用法】将石菖蒲 12 g，葱白 3 根，生姜 30 g，艾叶 1 把共捣烂炒热，用白布包好，从背部肺俞穴处向下摩擦，每日 1 次。

【适应证】寒饮伏肺，咳痰气喘。

薄 荷

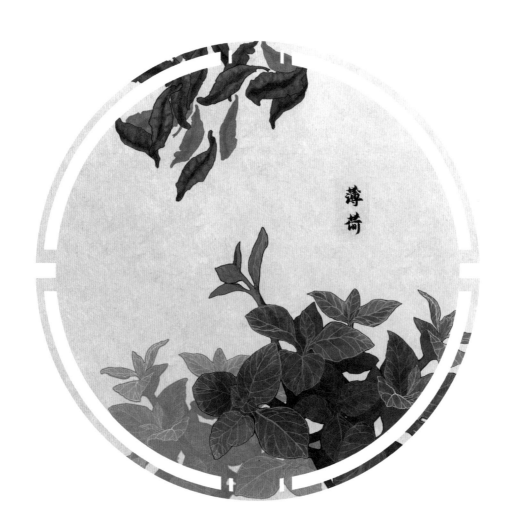

薄荷

薄荷味辛，最清头目；祛风化痰，骨蒸宜服

【性味】味辛，性凉。

【归经】归肺、肝经。

【功效】宣散风热，清利头目，利咽，透疹，疏肝行气。

【主治】风热感冒，风温初起，头痛，目赤，喉痹，口疮，风疹，麻疹，胸胁胀闷。

【用法用量】内服：煎汤，3～6 g，后下。

【注意事项】阴虚血燥，肝阳偏亢，表虚汗多者忌服。

薄荷，别名银丹草、欧薄荷、胡椒薄荷等，为唇形科植物薄荷 Mentha haplocalyx Briq. 的干燥地上部分。夏、秋二季茎叶茂盛或花开至三轮时，选晴天，分次采割，晒干或阴干。以叶多而肥、色绿、无根、干燥、香气浓者为佳。分布于中国江苏、安徽等地。

薄荷气清凉

薄荷入药能借其清香之气，行疏风散热、避秽解毒之效。唐代孙思邈所著《备急千金要方·食治》中记载有蕃荷菜（薄荷），曰："味苦、辛、温、无毒。可久食，却肾气，令人口气香。主辟邪毒，除劳弊。"是中药薄荷在历代本草中的最早记载。清代张锡纯所著《医学衷中参西录》中称薄荷为"温病宜汗解者之要药""一切风火郁热之疾，皆能治之"。然而薄荷入药具有所用香药的弊端，如《本草从新》记载"辛香伐气，多服损肺伤心，虚者远之"，因此，体虚多汗者不宜用，阴虚血燥者慎用。

此外，薄荷既可作为调味剂，又可作为香料，还可配酒、冲茶等。能增进食欲、促进消化。在空气清新剂、杀虫剂、除臭杀菌鞋垫等物品中加入适量薄荷油既清凉芳香，又有杀菌消毒的功效。

化学成分与药理研究

薄荷含挥发油，油中主成分为薄荷醇，其次为薄荷酮，还含乙酸薄荷酯、莰烯、柠檬烯、异薄荷酮、蒎烯、薄荷烯酮、树脂及少量鞣质、迷迭香酸。薄荷的药理研究如下：

抗病毒 薄荷水煎剂（1∶20），对埃可病毒 11 型有抑制作用。另有报道指出薄荷水提取物，对单纯疱疹病毒、牛痘病毒、塞姆利基（Semliki）森林病毒和流行性腮腺病毒均有抑制作用。

镇痛、止痒 薄荷脑主要作外用止痒、微弱的局部麻醉及对抗刺激剂，涂于局部由于刺激神经而引起凉感，并抑制痛觉神经。

祛痰止咳 薄荷脑的抗刺激作用导致气管产生新的分泌，而使稠厚的黏液易于排出，故有祛痰作用，亦有报道薄荷脑对豚鼠及人均有良好的止咳作用。

抗菌 薄荷脑有很强的杀菌作用，D-薄荷脑比 l-薄荷脑的抑菌作用强。

抗着床、抗早孕 薄荷油对小白鼠具有一定的抗着床与抗早孕作用，作用强度随剂量增加。

利胆 薄荷的丙酮干浸膏和 50% 甲醇干浸膏均具有利胆作用，与对照组相比，胆汁分泌量均有明显的增加。

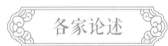

各家论述

《**药性论**》 新病瘥人勿食，令人虚汗不止。

《**本草纲目**》 薄荷，辛能发散，凉能清利，专于消风散热。故头痛，头风，眼目、咽喉、口齿诸病，小儿惊热，及瘰疬、疮疥为要药。

《**本经逢原**》 多服久服，令人虚冷；阴虚发热，咳嗽自汗者勿施。

《**本草从新**》 辛香伐气，多服损肺伤心，虚者远之。

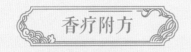

香疗附方

1. 驱除蚊虫香囊

【组成及用法】薄荷、丁香、薰衣草、七里香等比例即可。

【适应证】蚊虫叮咬。

2. 感冒足浴方

【组成及用法】薄荷 20 g，荆芥、紫苏叶、防风各 30 g，贯众叶 100 g。将上药择净，放入药罐中，浸泡 5～10 分钟，水煎取之足浴。每次 15～20 分钟，每日 2～3 次，每日 1 剂。

【适应证】感冒。

3. 防甲流香囊药物

【组成及用法】草果、白芷各 50 g，冰片、雄黄各 60 g，砂仁 100 g，黄芩、肉桂、艾叶各 150 g，薄荷 250 g，苍术、藿香各 300 g，上药研细末，混匀，每次取 3～5 g 装袋，佩挂在天突或膻中穴。一般全天佩戴，入睡离身。

【适应证】预防甲型 H1N1 流感。

4. 辛香开窍香囊

【组成及用法】苏合香 2 g，冰片 3 g，玉兰花、石菖蒲、薄荷各 5 g。将以上诸品洁净、干燥、粉碎，将粉碎的药粉用纱布包装成 20 g/ 袋，放入香囊袋，日间置胸前，睡时放枕边。每日 3 次，将香囊置于鼻前，深呼吸 20 次。每周更换香囊内物，连续佩戴 8 周。

【适应证】神昏，头晕耳鸣，鼻塞不通。

生 姜

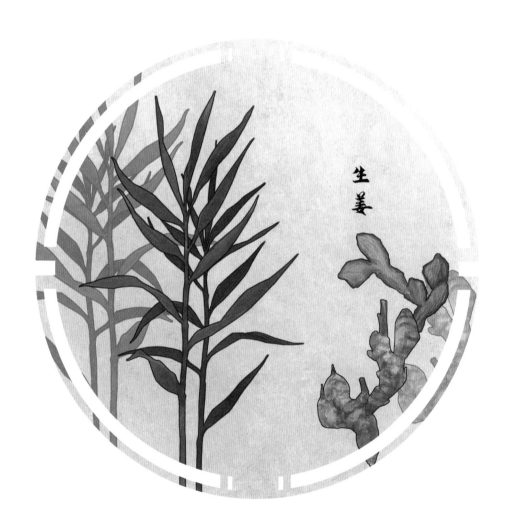

生姜

生姜，别名紫姜、鲜姜、老姜等，为姜科植物姜 *Zingiber officinale* Rosc. 的新鲜根茎。秋、冬二季采挖，除去须根和泥沙。以质嫩者为佳。分布于中国中部、东南部至西南部等地。

生姜性温，通畅神明；痰嗽呕吐，开胃极灵

【性味】味辛，性微温。

【归经】归肺、脾、胃经。

【功效】解表散寒，温中止呕，化痰止咳，解鱼蟹毒。

【主治】风寒感冒，胃寒呕吐，寒痰咳嗽，鱼蟹中毒。

【用法用量】煎服，3～10 g，或捣汁服。

【注意事项】生姜助火伤阴，热盛及阴虚内热者忌服。

生姜气香特异

生姜特有的姜辣素，可以解鱼蟹毒。相传神农在一次尝毒蘑菇后昏迷，苏醒后顺手将一株芳草的块根放在嘴里嚼，最后身体毒性大减。神农姓姜，他就把这具有发散、止呕、止咳等功效的块根取名"生姜"，意为起死回生。生姜精油作用缓和，能用于治疗腹胀、腹痛、消化不良、恶心、呕吐等消化系疾病，还具有温经止痛经的作用。唐代药王孙思邈称其为"呕家圣药"。生活中生姜也是一种极为重要的调味品。它可将自身的辛辣味和特殊芳香渗入到菜肴中，能去腥，增添菜肴香味，提升鲜味。

化学成分与药理研究

生姜主要含有挥发油、姜辣素及碳水化合物等，其中挥发油有辛辣和芳香两种成分，辛辣为一种芳香性挥发油脂中的"姜油酮"。生姜的药理研究如下：

止呕 生姜中的挥发油和姜辣素以及多种氨基酸，能促进消化液的分泌，保护胃黏膜，增进食欲；促使胃肠张力、节律及蠕动增加；有末梢性的止吐作用。

抗菌 生姜具有不错的抗菌效果，尤其是对于沙门菌的抵抗效果特别好。有学者测定生姜提取物的抑菌效果，结果表明当生姜提取物质量浓度为 2.67 mg/g 时，对大肠埃希菌的抑菌率可达 75%。

抗炎、镇痛 生姜挥发油和辣味成分均有不同程度的抗炎作用；生姜水提物和醇提物均有明显的抗炎、镇痛作用。

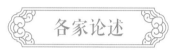

各家论述

《金匮要略》 半夏、生姜汁均善止呕，合用益佳；并有开胃和中之功。用于胃气不和，呕哕不安。

《外台秘要》 大便不通。生姜削，长二寸，涂盐内下部，立通。

1. 隔姜灸

【组成及用法】将鲜生姜切成 3～4 mm 的姜片，用针孔点刺许多小孔，以热力传导，上置适量大小的艾炷，点燃施灸，一般灸到觉热，局部皮肤红晕汗湿为度。

【适应证】寒性呕吐、泄泻、胃痛、腹痛等。

2. 生姜贴脐方

【组成及用法】将生姜 6 g 烘干，研为细末，过筛，以水调为糊状。取适量药糊，涂敷脐部，外用伤湿止痛膏固定。

【适应证】各类妊娠呕吐。

柴　胡

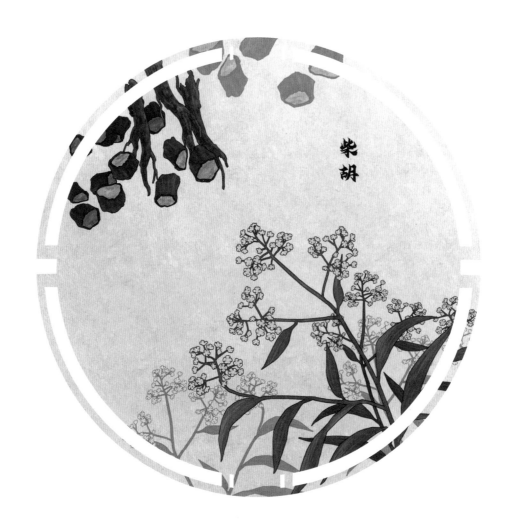

柴
胡

柴胡味苦，能泻肝火；寒热往来，疟疾均可

【性味】味辛、苦，性微寒。

【归经】归肝、胆、肺经。

【功效】疏散退热，疏肝解郁，升举阳气。

【主治】感冒发热，寒热往来，胸胁胀痛，月经不调，子宫脱垂，脱肛。

【用法用量】内服：煎汤，3～10 g；或入丸、散。

【注意事项】肝阳上亢，肝风内动，阴虚火旺及气机上逆者忌用或慎用。

柴胡，别名地熏、茈胡、山菜、茹草、柴草等，为伞形科植物柴胡 *Bupleurum chinense* DC. 或狭叶柴胡 *Bupleurum scorzonerifolium* Willd. 的干燥根。按性状不同，分别习称"北柴胡"和"南柴胡"。春、秋二季采挖，除去茎叶和泥沙，干燥。以条粗长、须根少者为佳。北柴胡分布于中国河南、河北、辽宁等地；南柴胡分布于中国湖北、江苏、四川等地。

柴胡气微香

柴胡气微香，味苦寒，能借其微香之气，行疏肝解郁、升举阳气之效。《神农本草经》载："柴胡，味苦平，一名地熏。"北宋陈承《本草别说》记载："柴胡，唯银夏者最良，根如鼠尾，长一两尺，香味甚佳。"《本草纲目》记载："柴胡，出在平州平县，即今银州银县也。西畔生处，多有白鹤、绿鹤于此飞翔，是柴胡香直上云间，若有过往闻者，皆气爽也。"

化学成分与药理研究

柴胡其成分主要含柴胡皂苷，甾醇，挥发油（柴胡醇、丁香酚等），脂肪酸（油酸、亚麻油酸、棕榈酸、硬脂酸等）和多糖等。柴胡的药理研究如下：

解热　现代药理学证明大剂量柴胡煎剂对实验性发热的家兔有解热作用，其有效成分为柴胡挥发油。

抗病毒　柴胡常被用来治疗病毒性流感和病毒性呼吸道感染，如流行性腮腺炎。

抗炎　柴胡具有显著的抗炎作用。柴胡抗炎的有效成分为柴胡皂苷。

护肝　柴胡皂苷可以抑制胆碱酯酶，发挥拟胆碱样作用，进而对消化系统和神经系统发挥调节作用。从而治疗肝郁证，起到疏肝解郁的作用。

抗肿瘤 柴胡提取物对人肝癌细胞线粒体代谢活性，细胞增殖以及小鼠移植实体肿瘤有明显抑制作用。

各家论述

《名医别录》 除伤寒心下烦热，诸痰热结实，胸中邪逆，五藏间游气，大肠停积，水胀，及湿痹拘挛。亦可作浴汤。

《药性论》 治热劳骨节烦疼，热气，肩背疼痛，宣畅血气，劳乏羸瘦；主下气消食，主时疾内外热不解，单煮服。

《日华子本草》 补五劳七伤，除烦止惊，益气力，消痰止嗽，润心肺，添精补髓，天行温疾热狂乏绝，胸胁气满，健忘。

《医学启源》 除虚劳烦热，解散肌热，去早晨潮热。

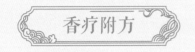香疗附方

1. 避瘟囊方

【组成及用法】柴胡、羌活、大黄、苍术、细辛、吴茱萸各 5 g，共研细末，佩于胸前。

【适应证】预防四时感冒，可避瘟疫。

2. 消化道溃疡药枕

【组成及用法】绿豆衣 50 g，桃叶、菊花各 100 g，夏枯草、丹皮、青皮各 200 g，柴胡、香附各 300 g，上药烘干，共研粗末，装入枕芯，制成药枕。令患者枕之。

【适应证】脾胃虚寒型消化性溃疡、慢性胃炎。

牡丹皮

芳香本草

牡丹皮

牡丹苦寒，破血通经；血分有热，凉血疗痈

【性味】味苦、辛，性微寒。

【归经】归心、肝、肾经。

【功效】清热凉血，活血化瘀。

【主治】热入营血，温毒发斑，吐血衄血，夜热早凉，无汗骨蒸，经闭痛经，跌扑伤痛，痈肿疮毒。

【用法用量】内服：煎汤，6～12 g；或入丸、散。

【注意事项】血虚有寒、月经过多者及孕妇慎用。

牡丹皮，别名牡丹、牡丹根皮、丹皮、丹根、粉丹皮等，为毛茛科植物牡丹 *Paeonia suffruticosa* Andr. 的干燥根皮。秋季采挖根部，除去细根和泥沙，剥取根皮，晒干；或刮去粗皮，除去木心，晒干。以条粗长、皮厚、无木心、断面白色、粉性足、结晶多、香气浓者为佳。分布于中国安徽、四川、湖南、湖北、陕西、山东、甘肃、贵州等地。

丹皮气味芳香

牡丹皮气味芳香，微苦而涩，始载于《神农本草经》，列为中品。李时珍谓："其花以色丹者为上，虽结子而根上生苗，故谓之牡丹。"据《本草拾遗》《唐·新修本草》均记载，丹皮性寒，气味芳香，味微苦而涩，具有凉血而不留淤，活血而不妄行之效。治中风、痛经、癫痫等，安五脏、疗痈疮。丹皮和地骨皮均为骨蒸痨热要药，二药为伍，以丹皮清泄肝经血分郁热，地骨皮清泄肺经气分肌腠郁热，用于肝肾不足，气阴已虚，郁火频发，身热多汗，口苦心烦，肌腠郁热，入夜加重者。

化学成分与药理研究

牡丹根及根皮中含有丹皮酚、丹皮酚苷、丹皮酚原苷、丹皮酚新苷、芍药苷、苯甲酰芍药苷、氧化芍药苷、2，3-二羟基-4-甲氧基苯乙酮、2，5-二羟基-4-甲氧基苯乙酮、3-羟基-4-甲氧基苯乙酮、挥发油及植物甾醇、没食子酸、没食子酰氧化芍药苷、多糖、鞣质和微量元素等。牡丹皮的药理研究如下：

营养心肌　牡丹皮对实验性心肌缺血有减轻损伤程度作用，并能够降低心肌耗氧量，增加冠状动脉流量。

抗炎 牡丹皮可显著抑制毛细血管通透性，抑制大鼠白细胞炎性趋向性和前列腺素 E2 合成，改善卡拉胶诱导模型大鼠足部炎性病变。

抗菌 牡丹皮可对大肠埃希菌、溶血性链球菌、金黄色葡萄球菌、伤寒沙门菌等 20 余种致病菌产生较强的杀菌抑菌作用。

抑制中枢 牡丹皮有镇静、降温、解热、镇痛、解痉等中枢抑制作用。

降血糖 牡丹皮可显著降低 2 型糖尿病模型大鼠血糖，可明显降低胰岛素抵抗症状、增加葡萄糖耐受量。

抗肿瘤 牡丹皮对消化系统肿瘤抑制作用较为明显，近年来对乳腺癌和宫颈癌相关报道也颇为常见。

抗心律失常 通过对家兔的抗心律失常研究发现，牡丹皮具有明显抑制心肌细胞的外向钾离子通道的作用。

增强免疫 牡丹皮具有明显增强机体的细胞和体液免疫功能的作用。

各家论述

《神农本草经》 主寒热，中风瘛疭、痉、惊痫邪气，除癥坚瘀血留舍肠胃，安五脏，疗痈疮。

《本草经疏》 牡丹皮，其味苦而微辛，其气寒而无毒，辛以散结聚，苦寒除血热，入血分，凉血热之要药也。寒热者，阴虚血热之候也。中风瘛疭、痉、惊痫，皆阴虚内热，营血不足之故。

《本草求真》 世人专以黄柏治相火，而不知丹皮之功更胜。

《本草纲目》 滋阴降火，解斑毒，利咽喉，通小便血滞。

《名医别录》 下水，止烦渴，散颈下核，痈肿。

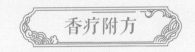香疗附方

1. 冠心病药枕

【组成及用法】竹茹、决明子、菊花、桑叶、薄荷、侧柏叶、白芷、川芎、荆芥、牡丹皮、生磁石各等量。上药分别打碎，混匀，装入枕芯，制成药枕。令患者睡时枕之。

【适应证】冠心病头目眩晕，眼睛昏花，头风头痛等症。

2. 保健药枕

【组成及用法】野菊花500 g，艾绒200 g，夜交藤粗末100 g，牡丹皮、枸杞子、山海螺、虎杖、白芷各20 g，樟脑5 g，均为细末，香精少许，箬壳丝500 g。先将菊、艾、首乌藤平摊于箬壳丝上，其他各药和匀分装于5只棉毛针织布小袋中，缝好，枕芯四角与中心各放1只。用纱布做枕芯袋，以利于药味透出，用浅蓝色棉布做枕套，有利于安定情绪，消除疲劳。

【适应证】失眠伴疲劳、头晕、头胀、头痛、多梦等。

藿香

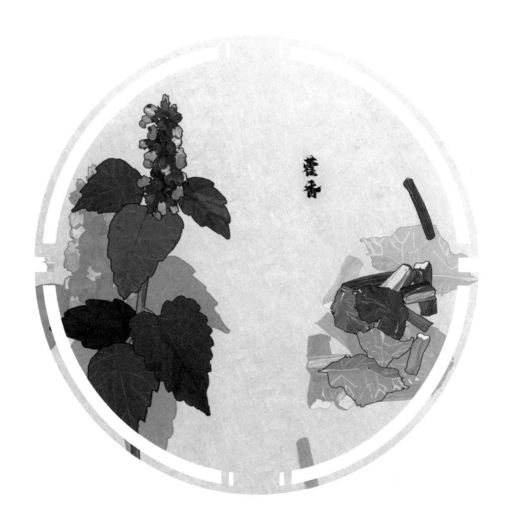

藿香辛温，发散风寒；能止呕吐，霍乱为主

【性味】味辛，性微温。

【归经】归脾、胃、肺经。

【功效】芳香化浊，和中止呕，发表解暑。

【主治】湿浊中阻，脘痞呕吐，暑湿表证，湿温
　　　　初起，发热倦怠，胸闷不舒，寒湿闭暑，
　　　　腹痛吐泻，鼻渊头痛。

【用法用量】内服：煎汤，3～10 g。

【注意事项】阴虚火旺者禁用。

藿香，别名土藿香、猫把、青茎薄荷、排香草等，为唇形科植物广藿香 *Pogostemon cablin*（Blanco）Benth. 的干燥地上部分。枝叶茂盛时采割，日晒夜闷，反复至干。以茎枝色绿、叶多、香气浓者为佳。广藿香分布于中国四川、江苏、浙江、湖南等地；土藿香、杜藿香分布于中国四川、江苏、浙江、湖北、云南、辽宁等地。

藿香气香特异

藿香气香特异，《本草蒙筌》列藿香为草部中品："岭南郡州，人多种莳，七月收采，气甚芬香。"藿香乃芳香化湿药，主入脾胃，能借其清香之气，避秽除湿、快气和中、化湿健脾。《本草经疏》言藿香"禀清和芬烈之气，故其味辛，其气微温、无毒。"南北朝时期梁元帝萧绎所著《金楼子》曰："扶南国今众香皆共一木，根是旃檀，节是沉香，花是鸡舌，叶是藿香，胶是熏陆。"初为五香，后将藿香与沉香、熏陆香、鸡舌香、詹糖香和枫香合称六香。唐代苏敬等所编《新修本草》曰："此六香皆合香家要用，不正复入药，唯疗恶核毒肿。"

化学成分与药理研究

藿香含挥发油 0.28%，主要成分为甲基胡椒酚，占 80% 以上。藿香的药理研究如下：

抗菌　实验证明藿香煎剂（8%～15%）在试管内对许兰毛癣菌等多种致病性真菌有抑制作用。乙醚浸出液、醇浸出液、水浸出液亦能抑制多种致病性真菌。

抗钩端螺旋体　藿香水煎剂在浓度为 15 mg/mL 时对钩端螺旋体有抑制作用；当浓

度增至 31 mg/mL 时对钩端螺旋体有杀灭作用。

抗病毒 藿香中的黄酮类物质有抗病毒作用。从藿香中分离出来的成分可以抑制消化道及上呼吸道病原体——鼻病毒的生长繁殖，藿香中有抗病毒作用的成分是黄酮（黄碱素成分）。以该成分为主，合成的药物抗病毒性更强、内服更易吸收，用于鼻病毒感染效果更好。

助消化 藿香中的挥发油有刺激胃黏膜、促进胃液分泌、帮助消化的作用。但藿香煎剂对胆囊无收缩作用。

各家论述

《**药品化义**》 藿香，其气芳香，善行胃气，以此调中，治呕吐霍乱，以此快气，除秽恶痞闷。且香能和合五脏，若脾胃不和，用之助胃而进饮食，有醒脾开胃之功。辛能通利九窍，若岚瘴时疫用之，不使外邪内侵，有主持正气之力。凡诸气药，独此体轻性温，大能卫气，专养肺胃。但叶属阳，为发生之物，其性锐而香散，不宜多服。

《**本草正义**》 藿香，清芬微温，善理中州湿浊痰涎，为醒脾快胃，振动清阳妙品。

《**珍珠囊**》 补卫气，益胃气，进饮食，又治吐逆霍乱。

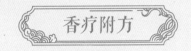

香疗附方

1. 驱蚊防虫香囊

【组成及用法】艾叶、白芷、菖蒲、薄荷、金银花、藿香、苏叶、丁香各 10 g。上药研细末，混匀，装入香囊中。

【适应证】蚊虫叮咬。

2. 防甲流香囊

【组成及用法】冰片、雄黄各 60 g，黄芩、艾叶、肉桂各 150 g，苍术 300 g，藿香 300 g，薄荷 250 g，砂仁 100 g，草果、白芷各 50 g。上药研细末，混匀，每次取 3～5g 装袋，佩挂在天突或膻中穴。全天佩戴，入睡离身。

【适应证】预防甲型 H1N1 流感。

佩　兰

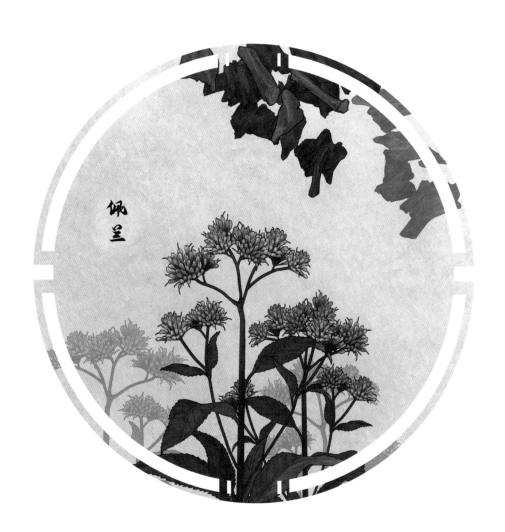

佩兰

佩兰辛平，芳香辟秽；祛暑和中，化湿开胃

【性味】味辛，性平。

【归经】归脾、胃、肺经。

【功效】芳香化湿，醒脾开胃，发表解暑。

【主治】湿浊中阻，脘痞呕恶，口中甜腻，口臭，多涎，暑湿表证，湿温初起，发热倦怠，胸闷不舒。

【用法用量】内服：煎汤，6～10 g。

【注意事项】阴虚、气虚者忌服。

佩兰，别名兰草、泽兰、圆梗泽兰等，为菊科植物佩兰 *Eupatorium fortunei* Turcz. 的干燥地上部分。夏、秋二季分两次采割，除去杂质，晒干。以干燥、叶多、色绿、茎少、未开花、香气浓者为佳。分布于中国江苏、浙江、河北、山东等地。

佩兰气芳香

佩兰气芳香，味微苦，芳香化湿，醒脾开胃，是芳香化湿之要药。土爱暖而喜芳香，芳香之品能醒脾化湿。《素问·奇病论》有兰草汤，治疗脾经湿热之口中甜腻、多涎者。这里面的兰草汤，就是以一味佩兰汤服。佩兰具有特殊芳香发散作用，既能有效解除湿邪阻滞气机的症状，如头昏如蒙、身重肢倦、胸闷不舒、口中甜腻等不适症状，又能起到消暑解渴作用。同时佩兰外用可芳香避秽，如《神农本草经》载佩兰"杀蛊毒，辟不祥"。马王堆汉墓出土的文物中就有内装佩兰的香囊，将佩兰放入香囊内佩戴，可以预防多种疾病。

化学成分与药理研究

佩兰含挥发油 1.5%～2%，油中含对-聚伞花素、乙酸橙花醇酯和5-甲基麝香草醚，两者对流感病毒有直接抑制作用。佩兰的药理研究如下：

抗菌 佩兰水煎剂对白喉杆菌、金黄色葡萄球菌、八叠球菌、变形杆菌、伤寒沙门菌具有抑制作用。

抗炎 佩兰挥发油对巴豆油引起的小鼠耳郭炎症有明显的抑制作用，其作用强度随剂量增加而增强。

对生殖系统的影响　佩兰水煎服，有促进子宫复归、增加乳汁分泌等作用。口服佩兰尚能引起小鼠动情周期的暂停，且排卵受到抑制。

兴奋胃底平滑肌　佩兰能增高实验大鼠胃底肌、胃体肌条的张力。

祛痰　小鼠酚红试验证明，佩兰总挥发油及对聚伞花素具有明显的祛痰作用。

抗肿瘤　佩兰中的双稠吡咯啶生物碱对体外培养的海拉细胞具有 50% 的抑制率，能够显著杀伤海拉细胞。

各家论述

《**本草纲目**》　按《素问》云，五味入口，藏于脾胃，以行其精气，津液在脾，令人口甘，此肥美所发也，其气上溢，转为消渴，治之以兰，除陈气也。

《**本草经疏**》　肺主气，肺气郁结，则上窍闭而下窍不通，胃主纳水谷，胃气郁滞，则水谷不以时化而为痰癖，兰草辛平能散结滞，芬芳能除秽恶，则上来诸症自疗，大多开胃除恶，清肺消痰，散郁结之圣药也。

《**神农本草经**》　主利水道，杀蛊毒。

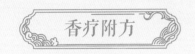
香疗附方

1. 沁香瘦身囊

【组成及用法】藿香、佩兰、陈皮、桂花、月季花各4g，将以上诸品洁净，干燥、粉碎，将粉碎的药粉用纱布包装成20g/袋，放入香囊袋，白天佩戴，进食前将香囊置于鼻前，深呼吸15次。每周更换香囊内的药物，持续佩戴8周。

【适应证】肥胖痰湿，肢面浮肿，大便秘结，血瘀肿痛。

2. 馨香醒神囊

【组成及用法】石菖蒲、佩兰、茉莉花、冰片各5g，将以上诸品洁净，干燥、粉碎，将粉碎的药粉用纱布包装成20g/袋，放入香囊袋。佩戴于身，每周更换香囊内的中药，持续佩戴4周。

【适应证】嗜睡健忘，头昏头晕，耳鸣，头痛，昏昏欲睡，困倦乏力。

3. 佩兰香袋

【组成及用法】苍术、肉桂、山奈、艾叶、佩兰、藿香，将上药研成细末，过60目筛，每次取6～10g，置于袋中。香袋内层（药包）可选用桃花纸等透气性强的材料，外层选用布袋。香袋上方应留有通气孔，以利于药物挥发。

【适应证】小儿呼吸道感染。

4. 香汤浴

【组成及用法】葛根12g，公丁香5g，荆芥、羌活、桔梗各9g，佩兰、川芎各15g，辛夷花10g，白菊花6g。辛夷花用纱布包裹，然后与其他药材煎煮后让患儿闻气，每次30分钟，闻气后用残渣水洗脚。

【适应证】儿童腺样体肥大。

5. 鲜佩兰露

【组成及用法】鲜佩兰500g。研为粗末，用蒸气蒸馏法，制成露1000g。每服120g，隔水温服，小儿酌减。

【适应证】感冒，头痛鼻塞，神经性头痛，恶心呕吐，食欲不振。

白豆蔻

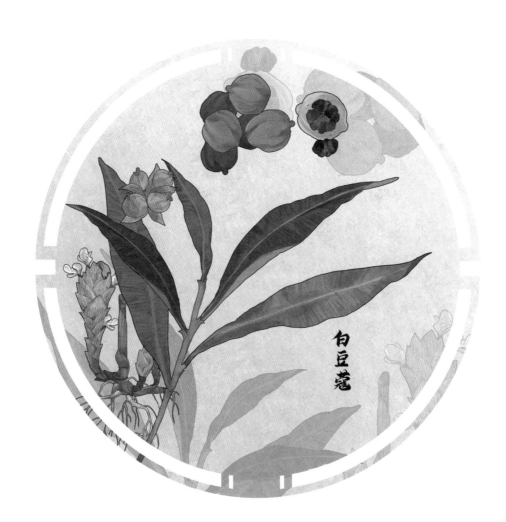

白豆蔻

白蔻辛温，止呕和胃；能去瘴翳，益气调元

【性味】味辛，性温。

【归经】归肺、脾、胃经。

【功效】化湿行气，温中止呕，开胃消食。

【主治】湿浊中阻，不思饮食，湿温初起，胸闷不饥，寒湿呕逆，胸腹胀痛，食积不消。

【用法用量】内服：煎汤，3～6 g，后下。

【注意事项】阴虚血燥而无寒湿者忌服。

白豆蔻别名豆蔻、多骨、壳蔻、圆豆蔻、扣米等，为姜科植物白豆蔻 *Amomum kravanh* Pierre ex Gagnep. 或爪哇白豆蔻 *Amomum compactum* Soland ex Maton 的干燥成熟果实。夏季采割，除去杂质，晒干。以个大饱满，果皮薄而完整、气味浓厚者为佳。分布于中国广东、广西、云南等地。

白豆蔻气芳香

白豆蔻气芳香，味辛略似樟脑，能借其芳香之气，行温中止呕、醒脾化湿之效，是一味芳香健胃的良药。《本草纲目》曰："今建宁所产豆蔻，大如龙眼而形微长，其皮黄白薄而棱峭，其仁大如缩砂仁而辛香气和。"白豆蔻富含挥发油，气味芳香清扬，其主要成分为右旋龙脑合右旋樟脑。挥发油的特殊香味，可通过呼吸、皮肤等途径作用于体内，能刺激胃液分泌，增加胃蠕动，有很好的芳香健脾功效。但是白豆蔻所含的挥发油很不稳定，应在临用前磨碎入药，如《本草通玄》记载："白豆蔻，其功全在芳香之气，一经火炒，便减功力；即入汤液，但当研细，待诸药煎好，乘沸点服尤妙。"

化学成分与药理研究

白豆蔻挥发油含量较高，不但使其具有特殊的芳香味，也是其药效成分之一，同时还含有二苯基庚烷类、黄酮类、内酯类、微量元素等其他活性成分。白豆蔻的药理研究如下：

抗菌 白豆蔻 100% 壳煎剂用平板挖沟法，对痢疾杆菌有抑制作用。所含的4-松油醇在体外有抑菌作用。

平喘　白豆蔻所含的 α-萜品醇，平喘作用较强，对豚鼠气管平滑肌 0.05 mL/kg 剂量时，作用强于艾叶油。4-松油醇亦有显著的平喘作用。

各家论述

《**本草经疏**》　白豆蔻，主积冷气及伤冷吐逆，因寒反胃。暖能消物，故又主消谷；温能通行，故主下气。东垣用以散肺中滞气，宽膈进食，去白睛翳膜，散滞之功也。

《**本草通玄**》　白豆蔻，其功全在芳香之气，一经火炒，便减功力；即入汤液，但当研细，待诸药煎好，乘沸点服尤妙。

《**玉楸药解**》　白豆蔻，清降肺胃，最驱膈上郁浊，极疗恶心呕吐，嚼之辛凉，清肃肺腑，郁烦应时开爽。古方谓其大热，甚不然也。

《**本草求真**》　白豆蔻，本与缩砂密一类，气味既同，功亦莫别，然此另有一种清爽妙气，上入肺经气分，而为肺家散气要药；其辛温香窜，流行三焦，温暖脾胃，而使寒湿膨胀、虚疟、吐逆、反胃、腹痛、并翳膜、目眦红筋等症悉除，不似缩砂密辛温香窜兼苦，功专和胃、醒脾、调中，而于肺、肾他部则止兼而及之也。

《**本草求原**》　按白豆蔻能和寒热之气，故升阳剂中，降收剂中，与寒热互用之剂，皆可用之。佐入血药又能通润二肠，使气行血自润，不论血寒血热，俱可于寒热方中少佐之，以行其升降。故海藏谓其理脾胃元气，补肺气，收脱气。

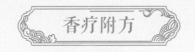

1. 预防流感香囊

【组成及用法】白蔻仁、丁香、荆芥穗、紫苏、苍术、肉桂、辛夷、细辛各 2 g，白天胸前佩戴，睡时放在枕边。

【适应证】流行性感冒。

2. 止咳喘药枕

【组成及用法】黄芪、白术、柴胡、桔梗、鱼腥草、野菊花各 30 g，荆芥、广木香、川芎各 40 g，苏叶、辛夷、白芷各 50 g，冰片 3 g，白豆蔻 20 g。将上药打碎，装入 1 个枕芯。每夜枕用，3～4 周换药 1 次。

【适应证】儿童咳嗽，变异性哮喘。

3. 腹痛熨剂

【组成及用法】中药小茴香 50～100 g，木香 20～30 g，白豆蔻 20～30 g，加葱须或葱白适量，放锅中炒香，用布包外熨脐部，药凉后可再炒热再用，1 剂药可反复用 3 次，每日 1 剂。可连续用药 2～5 日，视病情而定。

【适应证】各种原因引起的功能性腹痛如胃脘痛、气滞腹痛、行经腹痛、寒疝气痛等内、外及其他各种腹痛症状。

苍 术

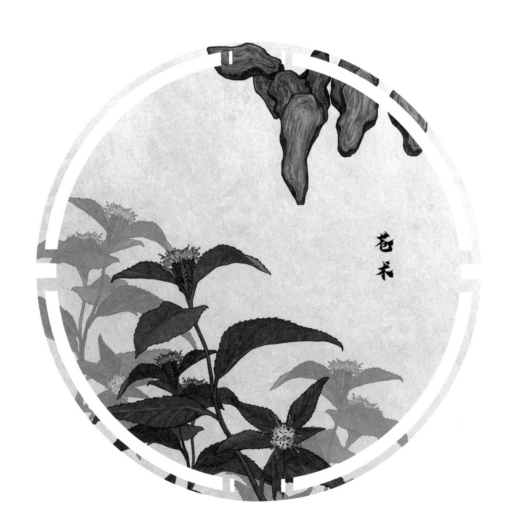

苍术

苍术甘温，健脾燥湿；发汗宽中，更去瘴疫

【性味】味辛、苦，性温。

【归经】归脾、胃、肝经。

【功效】燥湿健脾，祛风湿，明目。

【主治】湿阻中焦，脘腹胀满，泄泻，水肿，脚气痿躄，风湿痹痛，风寒感冒，夜盲，眼目昏涩。

【用法用量】内服：煎汤，3～9 g；熬膏或入丸、散。外用：适量，研末调敷。

【注意事项】阴虚内热，气虚多汗者忌服。

苍术，别名赤术、枪头菜等，为菊科植物茅苍术 Atractylodes lancea（Thunb.）DC. 或北苍术 Atractylodes chinensis（DC.）Koidz. 的干燥根茎。春、秋二季采挖，除去泥沙，晒干，撞去须根。以切面朱砂点多、香气浓者为佳。生用或麸炒用。分布于中国江苏、河南、河北、山西、陕西等地。

苍术气香特异

苍术气香特异，有去秽辟疫之功，在古代是防治瘟疫的重要药物，在历次中医药对抗瘟疫中发挥了重要的作用。清代《本草正义》载："苍术气味雄厚，较白术愈猛，能彻上彻下，燥湿而宣化痰饮。最能驱除秽浊恶气，故时疫之病多用之。茅术一味，最为必需之品，是合内外各病，皆大有用者。"清代太医院秘方的《太医院秘藏膏丹丸散方剂》中记载有一味避瘟丹，就是由苍术、细辛、川芎、甘草等组成，"此药烧之能令瘟疫不染，空房内烧之可避秽气。"熏苍术是中国端午节传统习俗活动之一，在民间用苍术消毒空气，气味雄厚，芳香辟疫，能驱四时不正之秽浊。在室内焚烧，可驱邪杀虫。

化学成分与药理研究

苍术含丰富的挥发油，如苍术醇、茅术醇、β-桉叶醇等。苍术的药理研究如下：

抗缺氧　用氰化钾所致小鼠缺氧模型证明，苍术丙酮提取物 750 mg/kg 灌胃能明显提高小鼠存活时间，降低相对死亡率。苍术的抗缺氧主要活性成分为 β-桉叶醇。

健脾胃　苍术所含挥发油有祛风健胃作用，所含苦味也有健胃、促进食欲的作用。

对心血管的影响　苍术对蟾蜍心脏有轻度抑制作用，对蟾蜍后肢血管有轻微扩张作用。苍术浸膏小剂量静脉注射，可使家兔血压轻度上升，大剂量则使血压下降。

抑制中枢 苍术挥发油少量对蛙有镇静作用，同时使脊髓反射亢进；较大量则呈抑制作用，终至呼吸麻痹而死。

保肝 苍术水煎剂每天 10 g（生药）/kg 连续给小鼠灌胃 7 天，能明显促进肝蛋白的合成。生药及其所含苍术醇、苍术酮、β-桉叶醇对四氯化碳诱发的一级培养鼠肝细胞损害均有显著的预防作用。

抗菌消毒 将制备好的苍术放入有盖的搪瓷容器中，加入 95% 酒精，剂量以淹没苍术为宜，浸泡 8～10 小时后，取出苍术，放在准备消毒的手术间地面上，点燃，直到苍术化为灰为止。结果消毒后比消毒前菌层数明显减少，消毒效果令人满意。

各家论述

《本草求原》 止水泻飧泄，伤食暑泻，脾湿下血。

《医学启源》 苍术，主治与白术同，若除上湿发汗，功最大，若补中焦除湿，力少。

《主治秘要》 其用与白术同，但比之白术，气重而体沉。及胫足湿肿，加白术泔浸刮去皮用。

《本草通玄》 苍术，宽中发汗，其功胜于白术，补中除湿，其力不及白术。大抵卑监之土，宜与白术以培之，敦阜之土，宜与苍术以平之。

《玉楸药解》 白术守而不走，苍术走而不守，故白术善补，苍术善行。其消食纳谷，止呕住泄亦同白术，而泄水开郁，苍术独长。

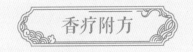

香疗附方

1. 防感香囊

【组成及用法】苍术、菖蒲、藁本、山奈、甘松、樟脑、冰片各 2 g。研为粗末，装入香囊内缝好，佩于胸前。每次佩戴前可置于微波炉中低火加热约 1 分钟，将药性尽量发挥出来。

【适应证】呼吸道感染和多种传染性疾病。

2. 眩晕足浴方

【组成及用法】苍术、白术、石菖蒲各 15 g，放入药罐，加适量清水，煎取药汁足浴，每日 2～3 次，每日 1 剂，连续 5～7 日。

【适应证】痰湿上蒙型眩晕病。

3. 糖尿病药枕

【组成及用法】鬼箭羽、荞麦壳、冬葵子、牛蒡子、车前子、苍术、桑枝各 30 g，冰片 3 g。前 7 味研粗末，再加冰片研匀，纱布缝纳作枕。

【适应证】2 型糖尿病。

芳香本草

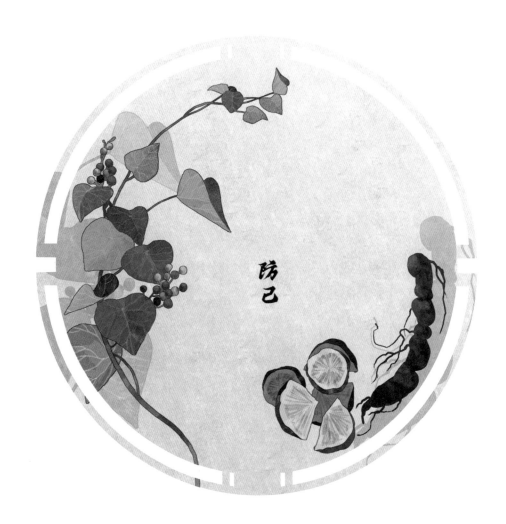

防己气寒，善走下行；热积膀胱，除湿清热

【性味】味苦，性寒。

【归经】归膀胱、肺经。

【功效】祛风止痛，利水消肿。

【主治】风湿痹痛，水肿脚气，小便不利，湿疹疮毒。

【用法用量】内服：煎汤，5～10 g；或入丸、散。

【注意事项】防己苦寒较甚，易伤胃气，胃纳不佳及阴虚体弱者慎用。

防己，别名解离、载君行、石解、汉防己、瓜防己等，为防己科植物粉防己 *Stephania tetrandra* S.Moore 的干燥根。秋季采挖，洗净，除去粗皮，晒至半干，切段，个大者再纵切，干燥。以质坚实、粉性足、味苦为佳。分布于中国浙江衢州、兰溪、武义、建德、金华，安徽安庆、徽州等地。

防己气微

宋代以前记载防己无木防己、汉防己之分，而是合而叙之，提及生于汉中者质量好，气味芳香。唐代《新修本草》记载："防己，本出汉中者，作车辐解，黄实而香，其青白虚软者，名木防己，都不任用。陶谓之佳者，盖未见汉中者尔。"此处生于汉中的防己并非现代的汉防己，也是木防己。粉防己气微，味苦寒，能祛风除湿，清热，善于治疗风湿热痹证。《本草求真》记载："防己，辛苦大寒，性险而健，善走下行，长于除湿、通窍、利道，能泻下焦血分湿热，及疗风水要药。"

化学成分与药理研究

粉防己根含生物碱约 1.2%，其中有汉防己碱（汉防己甲素）、防己诺林碱（汉防己乙素）、轮环藤酚碱、氧防己碱、防己斯任碱、小檗胺、2，2′-N，N-二氯甲基粉防己碱等，还含有黄酮苷、酚类、有机酸、挥发油等。防己的药理研究如下：

镇痛 关节周围骨折手术后镇痛药联合防己治疗可提高其镇痛效果，从而减少阿片类药物（用于镇痛的药物）的使用。

抗心律失常 防己抗心律失常作用机制与钙和钾通道相关。粉防己碱能对抗哇巴因、乌头碱、氯化钙、氯化钡、氯仿加肾上腺素等所致的动物心律失常，对大量钙离子引起的大鼠心室颤动致死有一定的保护作用。

抗肿瘤 防己影响肿瘤细胞的多种活动，包括抑制其增殖、迁移、侵袭，增强辐射敏感性，诱导细胞凋亡和自噬等。

抗肝纤维化 防己抗肝、肺纤维化的作用机制包括对钙的拮抗作用和抑制细胞因子的致纤维化作用，且其抗纤维化效果优于秋水仙碱，亦无严重的不良反应。

各家论述

《**神农本草经**》 味辛，平。主风寒温疟，热气诸痫，除邪，利大小便。

《**名医别录**》 疗水肿、风肿，去膀胱热，伤寒，寒热邪气，中风手足挛急，通腠理，利九窍，止泄，散痈肿恶结。

《**本草纲目拾遗**》 汉防己主水气，木防己主风气，宣通。

香疗附方

1. 头痛握药

【组成及用法】白芷、桂枝各 6 g，防风、防己各 10 g，川芎 15 g，生姜 3 g，共研末，加葱白适量，捣泥调和，握在手心，令微汗，每日 2 次。

【适应证】神经性头痛。

2. 水肿香佩

【组成及用法】取桂枝、防己、茯苓各 9 g，沉香 3 g，研末和匀，制成香佩，日夜佩戴在胸前。

【适应证】各种水肿。

3. 当归杜仲牛膝浴

【组成及用法】当归、杜仲、牛膝、汉防己、川芎各 10 g；炒赤芍、牡丹皮、防风、秦艽、木瓜各 6 g。将全部药材加水煎煮 30 分钟后，用干净毛巾蘸湿药液，并向毛巾表面喷洒白酒，敷于腰部，待到水温下降至能承受温度，停止外敷进行全身药浴。

【适应证】腰部软组织损伤，风湿以及肾虚引起的腰痛。

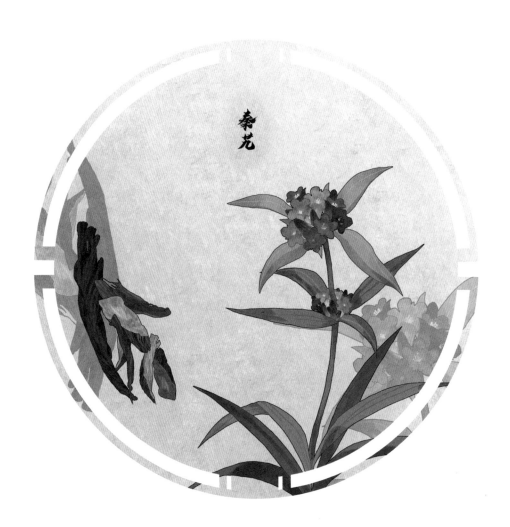

秦艽

秦艽微寒，除湿荣筋；肢节风痛，下血骨蒸

【性味】味辛、苦，性平。

【归经】归胃、肝、胆经。

【功效】祛风湿，清湿热，止痹痛，退虚热。

【主治】风湿痹痛，中风半身不遂，筋脉拘挛，骨节酸痛，湿热黄疸，骨蒸潮热，小儿疳积发热。

【用法用量】内服：煎汤，3～10 g；或浸酒；或入丸、散。外用：适量，研末撒。

【注意事项】脾虚便溏者不宜。

秦艽，别名秦胶、秦札、秦纠、左秦艽等，为龙胆科植物秦艽 *Gentiana macrophylla* Pall.、麻花秦艽 *Gentiana straminea* Maxim.、粗茎秦艽 *Gentiana crassicaulis* Duthie ex Burk. 或小秦艽 *Gentiana dahurica* Fisch. 的干燥根。前三种按性状不同分别习称"秦艽"和"麻花艽"，后一种习称"小秦艽"。以质实、色棕黄、气味浓厚者为佳。分布于中国甘肃、青海、四川、贵州、云南、西藏等地。

秦艽气芳香浓烈

秦艽富含油性，气强烈芳香，能化湿去浊，虽为辛散之药，而性平质润，乃风中润剂也。始载于《神农本草经》，列为中品，历代本草均有记载。《本草崇原》载："色黄如土，罗纹交纠，左右旋转，禀天地阴阳交感之气"。秦艽清热利湿退黄，内导二便，《本经》谓其"利小便"，《本草纲目》谓其治"黄疸"，茵陈亦利湿化浊退黄，善治黄疸。二药相配，利湿退黄的作用更著，用于治疗湿热黄疸小便不利者有较好疗效。

化学成分与药理研究

秦艽含生物碱秦艽碱甲、秦艽碱乙及秦艽碱丙。此外，还含龙胆苦苷、糖及挥发油（富含醛、酚类成分）。秦艽的药理研究如下：

抗炎镇痛 秦艽可显著改善佐剂性关节炎大鼠的症状，其作用机制可能与白细胞介素-1β 等炎症因子的减少，白介素-10、白介素-4 抗炎因子的加速释放及调节核转录因子-κB 抑制蛋白等因素有关。

抗病毒 秦艽和黄芪混合提取物具有明显的抗甲型流感病毒作用，效果优于黄芪和秦艽单独使用。

护肝 秦艽可通过提高肝组织中白介素-10 的表达水平，改善四氯化碳所致的小鼠肝损伤。

抗肿瘤 秦艽能通过调节蛋白激酶 B 和细胞外调节蛋白激酶 1/2 通路诱导肿瘤细胞周期阻滞，从而抑制肿瘤细胞生长。

抑制免疫 秦艽可抑制小鼠脾脏淋巴细胞和胸腺淋巴细胞增殖，且对脾脏淋巴细胞增殖的抑制作用存在一定的量效关系。

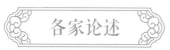

各家论述

《神农本草经》 主寒热邪气，寒湿风痹，肢节痛，下水，利小便。

《名医别录》 疗风，无问久新，通身挛急。

《药性论》 利大小便，瘥五种黄病，解酒毒，去头风。

《本草纲目》 手足不遂，黄疸烦渴之病须之，取其去阳明之湿热也。

《本草求真》 除肠胃湿热，兼除肝胆风邪，止痹除痛。

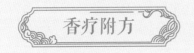

香疗附方

1. 莲子草膏

【组成及用法】莲子草汁、熊脂各 2 L，松叶、青桐白皮各 200 g，枣根白皮 150 g，防风、川芎、白芷、辛夷仁、藁本、沉香、秦艽、商陆根、犀角屑、青竹皮、细辛、杜若、蔓荆子各 100 g，零陵香、甘松香、白术、天雄、柏皮、枫香各 50 g，生地黄汁 5 L，生麻油 4 L，猪䐴脂、马䰅膏、蔓荆子油各 1 L。以莲子汁、生地黄汁浸药再缩，纳油脂等煎 9 上 9 下，以白芷色黄膏成去滓。先以泔沐发后傅发或以枣根白皮水煎洗后涂膏。

【适应证】头风白屑。

2. 慢性支气管药垫

【组成及用法】紫苏子、白芥子、细辛、秦艽等。将中药研碎，装入 12 cm×16 cm×0.5 cm 的药垫内，缝于贴身背心背部内面，穿用之。

【适应证】慢性支气管炎。

茵 陈

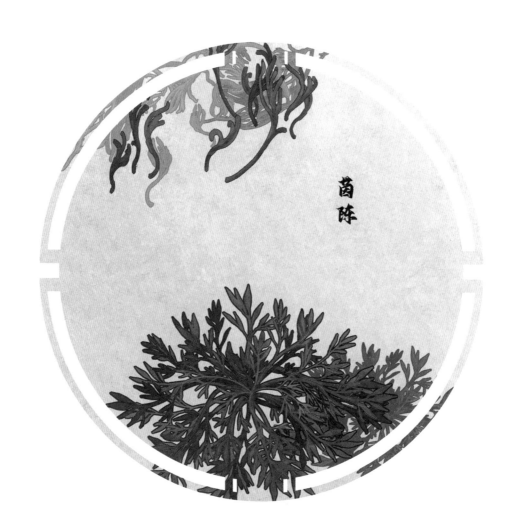

茵陈

茵陈味苦，退疸除黄；泻湿利水，清热为凉

【性味】味苦、辛，性微寒。

【归经】归脾、胃、肝、胆经。

【功效】清利湿热，利胆退黄。

【主治】黄疸尿少，湿温暑湿，湿疮瘙痒。

【用法用量】6～15 g。外用适量，煎汤熏洗。

【注意事项】蓄血发黄、血虚萎黄者慎用。

茵陈，别名茵尘、绵茵陈、因陈蒿、婆婆蒿、黄蒿等，为菊科植物茵陈蒿 *Artemisia capillaris* Thunb. 或滨蒿 *Artemisia scoparia* Waldst.et Kit. 的幼苗。春、秋季花蕾长成至花初开时采割，除去杂质和老茎，晒干。以质嫩、绵软、灰绿色、香气浓者为佳。全国南北均产。

茵陈气清香

茵陈气清香，味微辛、微苦，为治疗黄疸之要药，始载于《神农本草经》，列为上品。张锡纯道其"秉少阳最初之气，是以凉而能散"。茵陈除了多用于黄疸的治疗以外，还用于湿疮瘙痒、中毒性肝炎、急慢性胆囊炎、胆石症、小便不利、高血压、高脂血症、原性真菌皮肤病等疾病的治疗。

化学成分与药理研究

茵陈蒿含蒿属香豆精。全草含挥发油 0.23% 左右，油中主要成分为 β-蒎烯、茵陈二炔酮、茵陈二烯酮、茵陈烯炔、茵陈炔内酯等。还含有绿原酸、咖啡酸、茵陈色原酮、甲基茵陈色原酮等。茵陈的药理研究如下：

保肝利胆 茵陈中 6，7-二甲氧基香豆素、茵陈色原酮、绿原酸、β-蒎烯等化合物是其保肝、利胆作用的物质基础。此外，茵陈还具有抗 ABO 血型不合和改善新生儿黄疸的辅助治疗作用。

抗炎 茵陈中 6，7-二甲氧基香豆素可通过相关通路，抑制促炎因子的表达与释放，具有预防皮肤光老化和抗骨关节炎的能力。

抗肿瘤　茵陈中的一种水溶性多糖，经实验证实它能使线粒体释放细胞色素 C 并诱导人鼻咽癌细胞发生线粒体途径凋亡。

平喘　茵陈中 6，7-二甲氧基香豆素可上调支气管哮喘豚鼠平滑肌细胞受体的表达，改善炎症因子的水平，进而抑制哮喘。

各家论述

《神农本草经》　主风湿寒热邪气，热结黄疸。

《名医别录》　通身发黄，小便不利，除头热、去伏瘕。

《医学衷中参西录》　善清肝胆之热，兼理肝胆之郁，热消郁开，胆汁入小肠之路毫无阻隔也。

《医学入门》　消遍身疮疥。

香疗附方

1. 茵陈枯草田螺汤

【组成及用法】茵陈 20 g，夏枯草 30 g，田螺 30 个，将茵陈、夏枯草清水浓煎 2 次，取药汁 300 mL，同田螺肉一起煎汤服食，每日 2 次。

【适应证】发热，口渴，胁下肿块，黄疸加深，鼻衄，皮肤瘀斑，大便秘结，小便短赤。

2. 沐浴方

【组成及用法】谷精草、茵陈、决明子、桑枝、白菊花各 36 g，木瓜、桑叶、青皮各 45 g。以上方药煎水，沐浴。

【适应证】湿重，体臭。

3. 甘露饮

【组成及用法】枇杷叶、干熟地黄、生干地黄、天门冬、麦门冬、石斛、茵陈、黄芩、枳壳、甘草各等份。将枇杷叶刷去毛，天冬、麦冬抽心焙，石斛去芦，山茵陈去梗枳壳去瓤麸炒甘草炙。将以上方药共研细末。每服 15 g，水一盏，煎至七分，去渣食后、临卧时温服。

【适应证】虚火上炎，吐血衄血，齿龈肿烂，口舌生疮。

高良姜

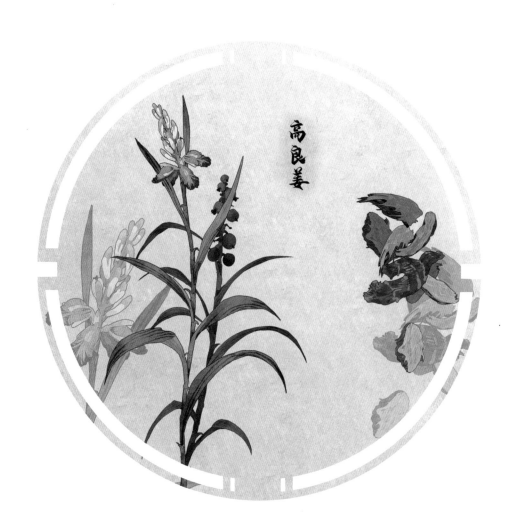

高良姜

良姜性热，下气温中；转筋霍乱，酒食能攻

【性味】味辛，性热。

【归经】归脾、胃经。

【功效】温胃止呕，散寒止痛。

【主治】脘腹冷痛，胃寒呕吐，嗳气吞酸。

【用法用量】内服：煎汤，1.5~4.5g；或入丸、散。

【注意事项】

（1）阴虚有热者忌服。

（2）平时体虚者服高良姜，不宜单用，因防其刺激性太大，宜与党参、白术同用。

高良姜，别名风姜、小良姜、高凉姜、良姜等，为姜科植物高良姜 *Alpinia officinarum* Hance 的干燥根茎。夏末秋初采挖，除去须根及残留的鳞片，洗净，切段，晒干。以粗壮、坚实、红棕色、味香辣者为佳。分布于中国广东和广西等地。

高良姜气香

高良姜气香，味辛辣，有浓郁的芳香，尝之略带辣感且有少许桂皮香味。《南越笔记》记载：高良姜出于高凉，故名。根为高良姜，子即红豆蔻。子未坼含胎，盐醋经冬，味辛香。高良姜可去除动物类食材的腥膻气味，为食材增香，是调制五香粉（面）、十三香的重要香辛料之一，通常用于酱、煮、炖、烧、卤等菜品做法中。

化学成分与药理研究

高良姜的化学成分主要为挥发油、二芳基庚烷类、甾醇类和黄酮类化合物。高良姜的药理研究如下：

止呕 高良姜水提物和醇提物对硫酸铜致家鸽呕吐能明显延长呕吐潜伏期和减少呕吐次数，且醇提物强于水提物。

镇痛、抗炎 高良姜在热板法、甲醛致痛和乙酸扭体实验中，均有明显镇痛作用。在二甲苯致小鼠耳壳肿胀试验中，高良姜水提物表现出明显抗炎作用。

增强耐缺氧能力 高良姜醚提取物、水提取物给小鼠灌服，均能延长断头小鼠张口动作持续时间和氰化钾中毒小鼠的存活时间，提高小鼠在低氧条件下的氧利用能力。

抗凝　高良姜水提物和醚提物对血栓形成及凝血功能均有抑制作用，改善血流状态。

降血糖　正常家兔口服高良姜粉末 3 g/kg 能明显降低血糖，口服甲醇提取液和水提取液 4 g/kg，8 小时后降糖作用更明显。

促渗透　高良姜提取物能有效增加人结肠癌细胞渗透性，并降低上皮细胞电阻。

抗菌　高良姜煎剂对炭疽芽孢杆菌、溶血性链球菌、白喉杆菌及假白喉杆菌、肺炎双球菌、葡萄球菌（金黄色、柠檬、白色）、枯草杆菌等有抗菌作用。

抗氧化　高良姜提取物对自由基生成抑制率可达 96.99%，用高良姜提取液处理过的细胞比未处理细胞成活率提高了 48%。

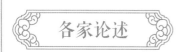

各家论述

《名医别录》　主暴冷、胃中冷逆、霍乱腹痛。

《本草拾遗》　下气，益声。煮作饮服之，止痢及霍乱。

《日华子本草》　治转筋泻痢，反胃呕食，消宿食。

《药性论》　治腰内久冷，胃气逆、呕吐。治风，破气，腹冷气痛；去风冷痹弱，疗下气冷逆冲心，腹痛，吐泻。

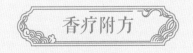

香疗附方

1. 高良姜神阙贴

【组成及用法】高良姜、枳壳、砂仁、陈皮、制大黄各3 g，槟榔、麦芽、谷芽、山楂各6 g，共同焙干研细末，使用时取3～6 g，与药用凡士林调匀，外贴神阙，外用胶布固定。

【适应证】小儿厌食。

2. 牙痛散

【组成及用法】高良姜8 g，白芷、荜茇、细辛、防风各10 g，焙黄研为细末，贮瓶备用。牙痛时以药棉蘸药粉少许，塞入对侧鼻中，并深呼吸2分钟，痛止取出。

【适应证】神经性牙痛。

3. 高良姜敷贴

【组成及用法】高良姜3 g，木香3 g共研细末敷于脐中，外用伤湿止痛膏固定。

【适应证】小儿腹泻。

4. 胃痛香浴法

【组成及用法】香附、高良姜各50 g，干姜、肉桂各30 g，上药加清水适量，浸泡30分钟，煎沸10分钟，把药液倒入浴缸中，然后将全身浸在浴缸中10～15分钟，使皮肤毛孔张开，让其芳香精华渗入皮肤深处，并深深吸入香薰的蒸汽，身体充分浸泡后，迅速擦干身体并及时就寝。

【适应证】胃痛。

木　香

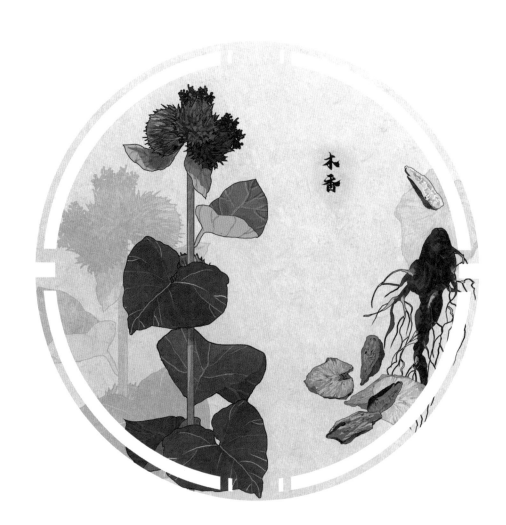

木香

木香微温，散滞和胃；诸风能调，行肝泻肺

【性味】 味辛、苦，性温。

【归经】 归脾、胃、大肠、三焦、胆经。

【功效】 行气止痛，健脾消食。

【主治】 胸胁、脘腹胀痛，泻痢后重，食积不消，
不思饮食。煨木香用于泄泻腹痛。

【用法用量】 内服：煎汤，3～6 g；磨汁或入丸、
散。外用：研末调敷或蜜汁涂。

【注意事项】 阴虚津液不足者慎服。

木香，别名蜜香、青木香、五香、南木香、广木香等，为菊科物木香 *Auckiandia lappa* Decne. 的根。秋、冬二季采挖，除去杂质，切段，干燥后撞去粗皮。以色黄白、质坚实、香浓者为佳。分布于中国云南、四川等地。

木香气芳烈

《本草纲目》记载："木香，草类也。本名蜜香，因其香气如蜜也。缘沉香中有蜜香，遂讹此为木香尔。"木香又称五香，《三涧珠囊》记载："五香者，即青木香也，一株五根，一茎五枝，一枝五叶，叶间五节，故名五香。"木香的确很香，《金光明经》称之为"矩琵佗香"，"其香气浓郁，药中有此一味，则煮之香闻满屋"，甚至还说"烧之能上彻九天"。《本经》言："广木香主邪气，辟毒疫者，芳香得以辟除秽恶，疫病为害，无非阴霾恶臭，足以病人，木香芳烈，自可以消除秽浊之气。强志者，芳香之气，足以振刷精神也。"木香的香气可以帮助人体行气，对于三焦经和胆经也有着良好的疏通效果，和郁金、茵陈等药材搭配则能够治疗身体湿热，肝胆失调等。

化学成分与药理研究

木香的化学成分主要为挥发油，油中成分为紫杉烯、紫罗兰酮、木香烯内酯、木香烃、木香内酯、二氢脱氢木香内酯、木香酸、木香醇、水芹烯、木香碱等。木香的药理研究如下：

促进胃肠运动 木香具有促进胃排空及促进胃消化液分泌的作用。木香水煎液、挥发油和总生物碱对大鼠离体小肠有轻度兴奋作用。

抑酸护胃　木香丙酮提取物能抑制盐酸、乙醇、氢氧化钠、氨水诱发的大鼠胃溃疡。

促进胆囊收缩　木香煎剂口服有促进胆囊收缩的作用，能缩小空腹时的胆囊体积。

解痉平喘　木香对支气管平滑肌具有解痉作用。离体实验表明，云木香水提液、醇提液、挥发油、总生物碱可对抗组胺、乙酰胆碱致气管、支气管痉挛性收缩。

抗菌　木香挥发油能抑制链球菌、金黄色与白色葡萄球菌的生长。

各家论述

《神农本草经》　主邪气，辟毒疫，强志，主淋露。

《名医别录》　疗气劣、肌中偏寒；主气不足，消毒，（治）温疟，行药之精。

《本草经集注》　疗毒肿，消恶气。

《药性论》　治女人血气刺心心痛不可忍，末，酒服之。治几种心痛，积年冷气，痃癖癥块，胀痛，逐诸壅气上冲烦闷。治霍乱吐泻，心腹疠刺。

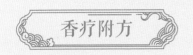

1. 木香艾灸

【组成及用法】木香、两头尖各 18 g，半夏、天南星各 30 g，共研细末，加蜂蜜适量调为膏状，捏成中心凹陷如粟子大之丹座。取硫黄粉 30 g 放铜勺中微火烊化，将雄黄、朱砂各 12 g 加入调匀，趁热倾注在平盆上冷却成片状的丹药。先将丹座置于脐孔及下腹包块痛处之上放平，取瓜子大的丹药片，放在丹座凹陷中点燃，以皮肤有灼热感为度，熄火后用油纸和纱布外敷 2 小时，每日 1 次。

【适应证】子宫肌瘤。

2. 贴敷处方

【组成及用法】延胡索、白芍、五加皮各 12 g，菟丝子 20 g，乳香、川芎、青木香、蝉衣、地龙各 10 g，将药物研成细末，无灰酒调拌成膏状，外敷贴关元；肾虚加敷肾俞、涌泉；肝郁加敷三阴交、期门；痰湿阻滞加敷八髎、委中二处方。

【适应证】不孕症。

3. 姜酊灸

【组成及用法】肉桂、木香、干姜、赤白芍、紫苏叶各 10 g，红花、艾叶、丹参各 15 g，上药共为粗末。先将一块 5 层纱布垫置于腹部疼痛处，将上药末均匀撒于布边上，2～3 分厚，把姜酊倒入药中，以姜酊不外流为度。后将药物点燃，形成大面积热灸。待患者感到明显发热时，再将浸湿的另一块 5 层纱巾垫立即置于药物上，使药力内传，片刻后，再将上层纱布垫拿掉，倒入少量姜酊于药末中，再点燃，再扑灭。20 分钟为 1 次治病时间，隔日 1 行。

【适应证】气滞血瘀或阴寒内盛的慢性盆腔炎所致的腹痛。

4. 隔物艾炷灸

【组成及用法】木香研末、生地捣膏，木香与生地比例为 1∶2，加用蜂蜜调和制成圆饼状。直径 4 cm，厚度 0.15 cm，乳房病变部位涂抹适量凡士林，将饼置于病变部位，上置中艾炷点燃，每次 3 壮，隔日 1 次，经前 7 日开始施灸，每日 1 次，灸至月经来潮。

【适应证】宿食，腹胀。

乌 药

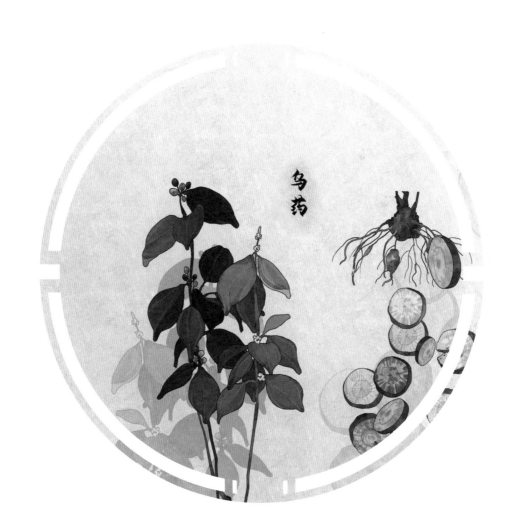

乌
药

乌药辛温，行气止痛；温肾散寒，寒凝即散

【性味】 味辛，性温。

【归经】 归肺、脾、肾、膀胱经。

【功效】 行气止痛，温肾散寒。

【主治】 寒凝气滞，胸腹胀痛，气逆喘急，膀胱虚冷，遗尿尿频，疝气疼痛，经寒腹痛。

【用法用量】 内服：煎汤，6～10 g；或入丸、散。

【注意事项】 气血虚而内热者，虽有气滞，亦当慎用。

乌药，别名天台乌、台乌、矮樟、香桂樟、铜钱柴、班皮柴等，为樟科植物乌药 *Lindera aggregata*（Sims）Kos-term 的干燥块根。全年均可采挖，除去细根，洗净，趁鲜切片，晒干或直接晒干。以形如连珠、质嫩、粉性大、断面浅棕色、香气浓者为佳。分布于中国浙江、安徽、湖南、湖北等地。

乌药气清香

乌药气清香，味微苦、辛，有清凉感，李时珍的《本草纲目》记载："吴楚山中极多，根叶皆有香气，根亦不甚大，才如芍药尔，嫩者肉白，老者肉褐色。其子如冬青子，生青熟紫。"乌药的辛温之气较为强烈，气香味四散，其味辛能行，芳香走窜，故能调畅气机，善行气、散寒、温肾、止痛，治三焦寒凝气滞诸痛及阳虚遗尿、尿频。《冉雪峰本草讲义》详细描述了乌药的药性，其记载："乌药香臭甚浓，香为天地正气，正气伸则邪气退，故能疗厉气、恶气、疫瘴气、蛊毒疰忤怪气，凡此皆芳香药通义……黄宫绣比之木香、香附，木香入脾消积，香附入肝解郁，乌药疗逆气横胸，无处不达。不知醒脾疏肝亦是芳香药通性，如乌药济生四磨饮用以治郁。"

化学成分与药理研究

现代药理学研究表明，乌药化学成分包括呋喃倍半萜、挥发油、异喹啉生物碱三大类，乌药各部位挥发油含量及化学成分有较大的差别，但主要的挥发油成分多为冰片、冰片乙酸酯等成分。乌药的药理研究如下：

抗菌、抗病毒 乌药药液对呼吸道合胞病毒、柯萨奇病毒有明显的抑制作用，属高效抗病毒药物。乌药的水和醇提取物对单纯疱疹病毒也有明显的抑制作用，亦属高效抗病毒药物。此外，乌药对金黄色葡萄球菌、甲型溶血链球菌、伤寒杆菌、变形杆菌、铜绿假单胞菌、大肠埃希菌均有抑制作用。

对消化系统的影响　乌药能增加消化液的分泌，对胃肠平滑肌有双重作用，还能对抗临床应用大黄引起的腹痛。

对心血管系统的影响　乌药对心肌有兴奋作用，其挥发油内服有兴奋心肌、加速回流循环、升压及发汗作用，亦有兴奋大脑皮质、促进呼吸作用。局部涂用可使血管扩张、血液循环加快、缓解复合肌肉痉挛性疼痛作用。

其他　体外实验表明乌药有促进血凝作用，亦有报道称乌药有抗凝血酶作用。乌药根中呋喃倍半萜组分对实验性肝损伤有预防作用。另外乌药亦有抗组胺的作用。最近报道乌药的水、醇提取物具有较强的镇痛、抗炎作用，以其正丁醇部位的镇痛、抗炎活性为最强。

各家论述

《**本草衍义**》　乌药和来气少，走泄多，但不甚刚猛，与沉香同磨作汤，治胸腹冷气，甚稳当。

《**药品化义**》　乌药，气雄性温，故快气宣通，疏散凝滞，甚于香附。外解表而理肌，内宽中而顺气。以之散寒气，则客寒冷气自除；驱邪气则天行疫瘴即却；开郁气，中恶腹痛，胸膈胀痛，顿然可减；疏经气，中风四肢不遂，初产血气凝滞，渐次能通，皆借其气雄之功也。

《**本草求真**》　凡一切病之属于气逆，而见胸腹不快者，皆宜用此。功与木香、香附同为一类。但木香苦温，入脾爽滞，每于食积则宜；香附辛苦入肝胆二经，开郁散结，每于忧郁则妙。此则逆邪横胸，无处不达，故用以为胸腹逆邪要药耳。

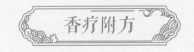

香疗附方

1. 乌药足浴包

【组成及用法】将青皮、乌药、益母草各 30 g，川芎、红花各 10 g。加入约 2 L 水，50 mL 左右的醋，大火煮开，再用小火煎煮 30 分钟，等药冷却于 50℃时连渣倒入盆中泡脚，盆中药液量应该浸泡踝关节，脚在药中不停地活动，让足底受药渣轻微的物理刺激，每次 30 分钟以上。

【适应证】气滞血瘀型痛经。

2. 乌药坐浴包

【组成及用法】将王不留行、红花、蒲黄、当归、乌药、青皮、黄柏各 10 g，牛膝、鳖甲各 30 g，赤芍、桃仁各 15 g，蒲公英 20 g 加水 5 000 mL，煎后取液，坐浴。

【适应证】前列腺炎。

香　附

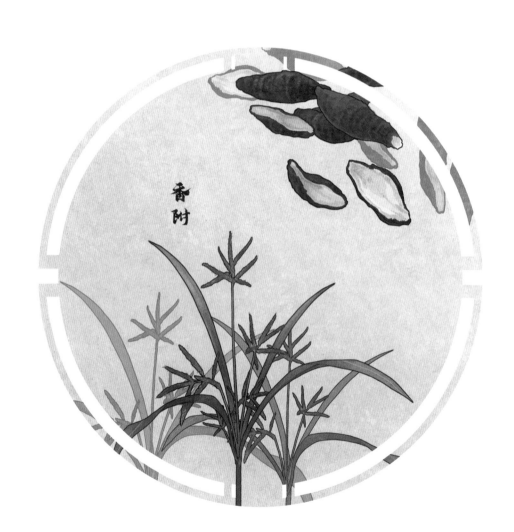

香附

香附，别名莎草、香附子、雷公头、三棱草、香头草等，来源于莎草科植物莎草 *Cyperus rotundus* L. 的干燥根茎。秋季采挖，燎去毛须，置沸水中略煮或蒸透后晒干，或燎后直接晒干。以片大、绿皮白肉、香气浓者为佳。分布于中国山东、浙江、湖南、河南等地。

香附气微香

香附气微香，味微苦，主入肝经气分，芳香舒缓，善理肝气之郁结，为疏肝解郁之要药；兼能气香辛散，行气调经止痛，被李时珍誉为"气病之总司，妇科之主帅"，广泛应用于妇科疾患中。

香附辛平，疏肝解郁；理气宽中，血中气药

【性味】味辛、微苦、微甘，性平。

【归经】归肝、脾、三焦经。

【功效】疏肝解郁，理气宽中，调经止痛。

【主治】肝郁气滞，胸胁胀痛，疝气疼痛，乳房胀痛，脾胃气滞，脘腹痞闷，胀满疼痛，月经不调，经闭痛经。

【用法用量】内服：煎汤，6～9 g；或入丸、散。

【注意事项】

（1）气虚无滞者慎服。

（2）阴虚、血热者禁服。

化学成分与药理研究

香附化学成分十分复杂，除了含有黄酮、生物碱、三萜与甾醇、蒽醌等多种化学成分，还含有丰富的挥发油成分。香附挥发油含香附烯、β-芹子烯、α-香附酮、β-香附酮、广藿香酮（亦称异香附酮）及少量单萜化合物，如柠檬烯、1,8-桉油素、β-蒎烯、樟烯等。香附的药理研究如下：

对中枢神经系统的影响 香附挥发油能够改善小鼠的焦虑行为，其机制可能与香附挥发油平衡中枢胆碱能系统、提高 5-HT 水平有关。香附可通过减少大鼠传导物质脊髓蛋白的表达，从而阻止痛信号在脊髓神经内传导，增强镇痛作用。α-香附酮通过扰乱大脑中微观纤维来减少炎症，有益于治疗诸如阿尔茨海默病引发的炎症。

治疗偏头痛 川芎-香附对硝酸甘油偏头痛大鼠的药效结果表明，其能有效改善偏头痛大鼠的脑血流量，促进脑血液循环，调节神经递质和血管活性物质的释放，发挥治疗偏头痛的作用。

胃溃疡　香附提取物能够通过抗氧化机制显著抑制阿司匹林诱导的胃溃疡。

缓解痛经　四制香附的石油醚部位提取液可以抑制由缩宫素引起的大鼠离体子宫平滑肌收缩，而四制香附中 α-香附酮、α-香附烯酮等成分是抗痛经活性成分。

雌激素样作用　香附四物汤的不同分离部位对离体培养的大鼠卵巢颗粒细胞增殖均具有明显的促进作用。

其他　抗抑郁、降低血糖血脂、抗炎抗菌、抗肿瘤等。

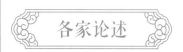

各家论述

《**本草衍义补遗**》　香附子，必用童便浸，凡血气药必用之，引至气分而生血，此阳生阴长之义也。

《**丹溪心法**》　香附，《本草》不言补，而方家言于老人有益，意有存焉，盖于行中有补理。

《**本草纲目**》　香附之气平而不寒，香而能窜，其味多辛能散，微苦能降，微甘能和。

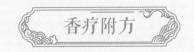

香疗附方

1. 香附熏洗剂

【组成及用法】将玫瑰花 30 g，陈皮 60 g，香附 20 g 放入砂锅中，加入适量清水，浸泡 30 分钟，用武火烧沸后，改用文火再煎 20 分钟，使药物的气味出来，连渣带药汁倒入备好的容器内，即可开始熏洗。开始时，因为药液蒸气温度较高，应离身体远些，稍温后，可以离身体近些，待温度下降后，可以用毛巾蘸药汁反复漯洗身体，直到药汁冷却。每日熏洗 1 次，1 剂可用 2～3 日。

【适应证】肥胖症。

2. 香苏汤

【组成及用法】豆豉、甘草各 30 g，陈皮 60 g，将香附、紫苏各 120 g，水煎取汁浴足，每次 15～20 分钟，每日 2～3 次，每日 1 剂。

【适应证】感冒。

前　胡

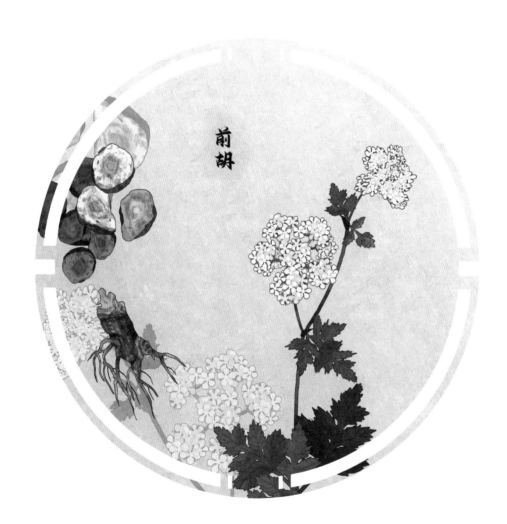

前胡

前胡微寒，宁嗽化痰；寒热头痛，痞闷能安

【性味】味苦、辛，性微寒。

【归经】归肺经。

【功效】降气化痰，散风清热。

【主治】痰热喘满，咯痰黄稠，风热咳嗽痰多。

【用法用量】内服：煎汤，3～10 g；或入丸、散。

【注意事项】阴虚咳嗽、寒饮咳嗽者慎用。

前胡，别名水前胡、土当归、信前胡、官前胡、射香菜等，为伞形科多年生草本植物白花前胡 *Peucedanum praeruptorum* Dunn 或紫花前胡 *Peucedanum decursivum* Maxim 的干燥根。栽种2～3年后于9～11月茎叶枯萎或未抽花茎时采挖，除去须根，洗净，晒干或低温干燥。均以条粗壮、质柔软、香气浓者为佳。前者分布于中国浙江、江苏、江西等地，浙江产品为道地药材；后者分布于辽宁、河北、陕西等地。

前胡气芳香

前胡气芳香，略带油腥气，始载于《名医别录》，列为中品。前胡辛散苦降，入肺经，能降肺气，治疗肺气上逆，咳喘痰多，正合"苦能下气，辛能散热"之意。李时珍曰："前胡味甘、辛，气微平，阳中之阴，降也。乃手足太阴阳明之药，与柴胡纯阳上升入少阳厥阴者不同也。其功长于下气，故能治痰热喘嗽痞膈呕逆诸疾，气下则火降，痰亦降矣。所以有推陈致新之绩，为痰气要药。前胡配柴胡，柴胡苦平，两药均气味芳香，偏入肝经，疏肝解郁而升主降；且均为风药，一升一降，一疏一宣，解热散风，调气止咳，尤宜于痰气互结，解郁舒肝，下气消痰。"

化学成分与药理研究

白花前胡主含白花前胡甲素、白花前胡乙素等，还含多种挥发油（α-蒎烯、桧醇、香木兰烯、萜品油烯、α-金合欢烯和长叶烯）；紫花前胡主含紫花前胡素、紫花前胡苷等。前胡的药理研究如下：

止咳平喘、祛痰 前胡能够增强小鼠的气管排泌酚红，对小鼠实验性咳嗽有一定的镇咳作用；用麻醉猫收集呼吸道分泌物法，灌服紫花前胡煎剂 1 g/kg，能显著增加呼吸道的黏液分泌，且作用持续时间较长，提示有化痰作用。前胡蜜炙后具有润肺、止咳、化痰作用，较生品略有增强。

解热、抗炎　前胡对酵母引起的大鼠发热有显著解热作用。给小鼠喂饲前胡水提取物或甲醇提取物，对小鼠腹腔毛细血管通透性增强有明显的抑制作用。

对心血管系统的影响　前胡具有扩张血管、降低血压的作用，其中的石油醚提取物，可使肺动脉平均压、肺总阻力和肺血管阻力下降，氧运输量增加，同时使心搏量、混合静脉血氧分压和氧运搬量增加。白花前胡浸膏预防性及治疗性给药能预防和对抗氯化钡所诱发的大鼠室性心动过速的发生。

抗过敏　以刀豆素刺激大鼠腹腔肥大细胞释放组织胺和血管紧张素的实验证明，紫花前胡素（香豆素类）类成分和紫花前胡次素均能抑制变态反应介质的释放，有抗过敏作用。

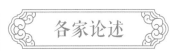
各家论述

《名医别录》　主疗痰满，胸胁中痞，心腹结气，风头痛，去痰实，下气。

《本草纲目》　清肺热，化痰热，散风邪。

《本草汇言》　前胡，散风寒、净表邪、温肺气、消痰嗽之药也。

《本草正义》　前胡微苦而降，以下气消痰为长，故能散结而泄痞满。

《日华子本草》　治一切劳，下一切气，止嗽，破癥结，开胃，下食，通五脏。

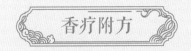

香疗附方

1. 咳喘背心

【组成及用法】前胡、干姜、桂枝、细辛、杏仁、白前各 15 g，麻黄 15 g，炒莱菔子 10 g，磁石、紫苏、款冬花各 30 g，厚朴、陈皮、半夏各 20 g。研碎和匀、装入棉背心，经常穿在身上，护住前胸和后背。一般白天穿戴，睡时脱下。若咳喘较甚者，睡时可以不脱。

【适应证】慢性支气管炎。

2. 慢性鼻炎药枕

【组成及用法】白芷、川芎、藿香、黄芩各 30 g，野菊花 100 g，防风、前胡各 20 g，制成枕芯，每日枕之。

【适应证】慢性鼻炎。

川　芎

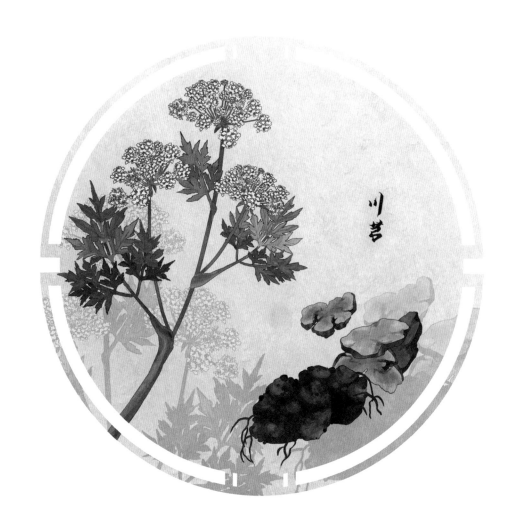

川芎

芳香本草

川芎辛温，气善走窜；上行头目，下行血海

【性味】味辛，性温。

【归经】归肝、胆、心包经。

【功效】活血行气，祛风止痛。

【主治】胸痹心痛，胸胁刺痛，跌扑肿痛，月经不调，经闭痛经，癥瘕腹痛，头痛，风湿痹痛。

【用法用量】内服：煎汤，3～10 g。

【注意事项】阴虚火旺，多汗，及月经过多者，应慎用。

川芎，别名山鞠穷、芎䓖、香果、胡芎等，为伞形科植物川芎 *Ligusticum chuanxiong* Hort. 的根茎。夏季选晴天采收，除去茎叶，抖去泥土，干燥。以个大饱满、质坚实、断面色黄白、油性大、香气浓者为佳。分布于中国四川、云南、湖南、湖北、贵州、甘肃、陕西等地。

川芎气浓香

川芎，又名香果，气浓香，性质温和，气香升散，能疏散气机，透达经络，行气活血，通经止痛的功效。同时川芎具有油性，是一味常用香料。用时须研碎或末状，待主料加热后放入；可直接放入炖煮的锅中，则能助消化，解酒醉，温中下气，消食固肠。

化学成分与药理研究

川芎的化学成分主要为挥发油、生物碱、多糖等，包含苯酞及其二聚体、生物碱、有机酸酚、多糖以及脑苷脂和神经酰胺等类化合物。川芎的药理研究如下：

镇痛 川芎乙酸乙酯部位是抗偏头痛作用的主要有效成分，川芎素对慢性坐骨神经压迫损伤神经病理性痛有良好的镇痛作用，川芎与天麻配伍对治疗血瘀型偏头痛具有疗效。

抗氧化 随川芎提取物浓度的升高，其总还原能力，对超氧自由基、羟基自由基的清除率，以及对酪氨酸酶抑制率均有不同程度的升高，且呈明显的剂量关系。

抗肿瘤 川芎可抑制肿瘤细胞增殖、诱导肿瘤细胞凋亡，抑制癌基因的表达，改善血液高凝状态，抗肿瘤血管生成，改善乏氧微环境，影响肿瘤细胞侵袭、迁移及黏附能力，还能增强免疫监视和免疫调控，从化疗药物增效减毒等方面防治恶性肿瘤的侵袭和转移。

抗凝血 川芎总提取物均具有显著的抗凝血活性，且不同川芎样品的抗凝血活性不同。川芎能降低血小板表面活性，抑制血小板凝集，预防血栓形成。

抗抑郁 川芎挥发油抗抑郁作用可能与提高前额叶、纹状体去甲肾上腺素含量及海马区多巴胺含量有关。

各家论述

《**神农本草经**》 主中风入脑头痛，寒痹，痉挛缓急，金创，妇人血闭无子。

《**药性论**》 治腰脚软弱，半身不遂，主胞衣不出，治腹内冷痛。

《**日华子本草**》 治一切风，一切气，一切劳损，一切血，补五劳，壮筋骨，调众脉，破癥结宿血，养新血，长肉，鼻洪，吐血及溺血，痔瘘，脑痈发背，瘰疬瘿赘，疮疥，及排脓消瘀血。

《**医学启源**》 补血，治血虚头痛。

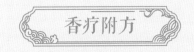

香疗附方

1. 野菊川芎枕

【组成及用法】野菊花 500 g，川芎 300 g。将川芎烘干，研为粗末，与晒干的野菊花混匀，用纱布包裹缝好，装入枕芯即成。

【适应证】各型颈椎病以头晕、颈项及肩背部酸麻沉痛为主要表现者，尤其适宜于中医辨证属肝肾不足型、气滞血瘀型者。

2. 头痛Ⅰ号枕

【组成及用法】菊花、桑叶、绿豆、决明子各 150 g，川芎、细辛各 30 g，研碎和匀制成普通枕，可长期枕用。

【适应证】各种头痛的防治。

3. 川芎软脉枕

【组成及用法】川芎、细辛各 20 g，丹参、当归、鸡血藤、青木香、吴茱萸、决明子各 30 g，菊花 150 g。血压高者加磁石 200 g。共为粗末，制成枕芯。

【适应证】脑动脉硬化。

4. 面瘫枕

【组成及用法】川芎、桂枝、防风、丹参、赤芍各 50 g，细辛、附子各 15 g，干地龙 20 g，汉防己、菊花各 60 g。共为粗末 3 个月为 1 个疗程。

【适应证】面神经麻痹，也适用于中风后遗症口眼㖞斜者。

5. 延年香枕

【组成及用法】甘草 2 g，川芎 30 g，白芷 90 g。捣筛为散，与绿豆皮一起装入枕头。

【适应证】延缓衰老。

郁　金

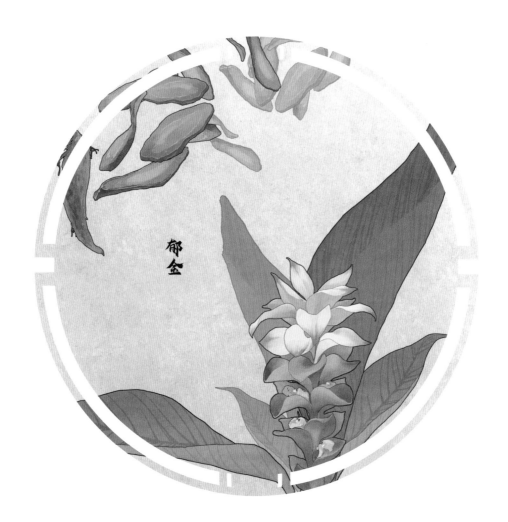

郁金

郁金苦寒，辛散苦泄；行气解郁，凉血止血

【性味】味辛、苦，性寒。

【归经】归肝、心、肺经。

【功效】活血止痛，行气解郁，清心凉血，利胆退黄。

【主治】胸胁刺痛，胸痹心痛，经闭痛经，乳房胀痛，热病神昏，癫痫发狂，血热吐衄，黄疸尿赤。

【用法用量】内服：煎汤，3～10 g；或入丸、散。

【注意事项】不宜与丁香、母丁香同用。

郁金，别名黄郁、马蒁、黄流、黄姜等，为姜科植物温郁金 Curcuma rcenyujin Y.H.Chenet C.Ling、姜黄 Curcuma longa L.、广西莪术 Curcuima kwangsiensis S.G.Lee et C.F.Liang 或蓬莪术 Curcuma phaeocaulis Val. 的块根。冬季茎叶枯萎后采挖，除去泥沙和细根，蒸或煮至透心，干燥。以个大、肥满、外皮皱纹细、断面橙黄色者为佳。分布于中国浙江、四川、江苏、福建、广西、广东、云南等地。

郁金气芳香

郁金在古代可以作为薰香，也可制成染料。《大唐西域记》卷二中记载："身涂诸香，所谓旃檀、郁金也。"可知早在往昔，印度即常以郁金为涂香。即使在今天，由于郁金确实有杀菌作用，为了预防皮肤病，尤其为了预防春天流行的疱疮，印度人常把郁金与旃檀叶磨成泥状，涂在孩子们的身上。干燥后的郁金在遇热之后会出现麝香和樟脑混合的香气，同时带有干姜般的香味，在口感上带有一些的辛辣感，回口带有甘甜和较为明显的苦涩。郁金的出香速度并不快，故在印度很多综合香料粉上，郁金都是被制成粉末使用，而未被粉碎的郁金则更合适用于炖、煮等烹饪形式。

化学成分与药理研究

郁金所含化学成分种类繁多，主要有挥发油、姜黄素类、生物碱等。郁金的药理研究如下：

抗肿瘤 温郁金对多种癌症有较好的治疗作用，如肝癌、肺癌、胃癌、乳腺癌等。β-榄香烯、δ-榄香烯、异莪术烯醇是温郁金中抗肿瘤活性成分。

抗炎、镇痛　温郁金中莪术油、莪术烯、郁金二醇、姜黄二酮、二萜类化合物是抗炎、镇痛的主要活性成分。

抗病毒　温郁金挥发油类、姜黄素类成分是抗病毒的主要活性成分。温郁金对流感病毒、腺病毒、呼吸道合胞病毒、人类免疫缺陷病毒有显著的抗病毒作用，且其可能对新型冠状病毒肺炎有一定的治疗作用。

调节心血管功能　温郁金中β-榄香烯、莪术醇、姜黄素和莪术二酮等是改善血液循环、调节心血管功能的主要活性成分。郁金通过基因调节脂质代谢、血浆脂蛋白、血小板活化、氧化应激、凋亡过程发挥清心凉血的功效。

改善神经系统相关功能　温郁金挥发油和姜黄素是对神经系统发挥作用的主要活性物质。温郁金提取物能改善对β-淀粉样蛋白所致阿尔茨海默病小鼠学习记忆功能。

保护肾功能　郁金可延缓单侧输尿管梗阻大鼠肾间质纤维化，能够降低实验大鼠尿24小时蛋白定量、N-乙酰-β-氨基葡萄糖苷酶的排泄量，效果与氯沙坦相当，起到肾保护作用。

抗氧化　郁金提取液可抑制辐射所致脂类过氧化，且其抗氧化活性比维生素 E 更强。

各家论述

《**本草纲目**》　治血气心腹痛，产后败血冲心欲死，失心癫狂蛊毒。

《**本经逢原**》　郁金辛香不烈，先升后降，入心及包络。治吐血、衄血、唾血血腥，破恶血。血淋，尿血，妇人经脉逆行，产后败血冲心，及宿血心痛，并宜郁金末加姜汁、童便同服，其血自清。

《**本草求真**》　其气先上行而微下达。凡有宿血凝积及有恶血不堪之物。先于上处而行其气。若使其邪其气其痰其血在于膈上而难消者，须审宜温宜凉，同于他味，兼为调治之。

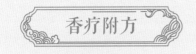

香疗附方

1. 心绞痛外治方

【组成及用法】白檀香，制乳香，川郁金，醋炒延胡，制没药各 12 g，冰片 2 g。将上药共研细末，另加麝香末 0.1 g，临用时取少许，用二甲基亚砜调成软膏状，置膏药（或伤湿止痛膏）中心，贴膻中、内关（双）穴，每日换药 1 次。

【适应证】心绞痛。

2. 青天双石枕

【组成及用法】石菖蒲、郁金、天麻、川芎各 60 g，灵磁石 250 g，各为粗末，制成枕芯。

【适应证】胸闷气短，时或心悸刺痛，舌质暗红，脉涩结代等血瘀型高血压患者。

3. 更年期香浴方

【组成及用法】菊花 30 g，郁金 50 g，金银花 40 g。将上药加水 2 000 mL，水煎取汁 1 000 mL，滤取药液。药液倒入浴缸中，然后浸泡。每次 30 分钟，每日 2 次。

【适应证】防治更年期综合征。

莪 术

荔香枝子

芳香本草

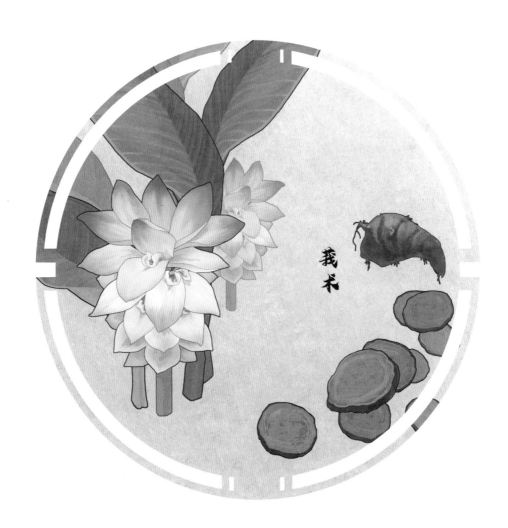

莪术

莪术，别名蓬莪术、蒁药、蓬术、莪茂等，为姜科植物蓬莪术 *Curcuma phaeocaulis* Val.、广西莪术 *Curcuma kwangsiensis* S.G.Lee et C.F.Liang 或温郁金 *Curcuma wenyujin* Y.H. Chen et C.Ling 的干燥根茎。冬季茎叶枯萎后采挖，洗净，蒸或煮至透心，晒干或低温干燥后除去须根和杂质。以个大均匀、质坚实、香气浓者为佳。分布于中国广东、广西、四川、云南等地。

莪术辛温，破血通经；行气止痛，祛瘀疗伤

【性味】味辛、苦，性温。

【归经】归肝、脾经。

【功效】行气破血，消积止痛。

【主治】癥瘕痞块，瘀血经闭，胸痹心痛，食积胀痛。

【用法用量】内服：煎汤，6～9 g；或入丸、散。

【注意事项】莪术破血力强，月经过多及孕妇忌用。

莪术气微香

莪术气微香，味微苦而辛，辛散温通，古人云"味淡微苦，气微香，亦有辛意"。李白的《客中行》写道："兰陵美酒郁金香，玉碗盛来琥珀光。但使主人能醉客，不知何处是他乡。"此"郁金"非彼"郁金"，它同我们时常所见到的著名花卉郁金香毫无联系，而是莪术入作中药的根茎部分。在古代，莪术以及其相近的许多植物的干燥根茎会被一同拿去泡酒，且酒味香醇，所以本诗的后一句"玉碗盛来琥珀光"便是指莪术泡出来的酒颜色金黄潋滟，就像琥珀一样。

化学成分与药理研究

莪术化学成分主要为挥发油和姜黄素类、多糖类、甾醇类、酚酸类、生物碱类等。莪术的药理研究如下：

抗肿瘤　莪术油和莪术提取物能够抑制癌细胞增殖，促使癌细胞凋亡，激活机体免疫系统，调节免疫功能，发挥有效的抗肿瘤作用。

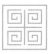

改善心脑血管功能 莪术可抗血小板聚集、对血液流变学影响及抗血栓作用；调血脂、抗动脉粥样硬化作用；对缺血性脑中风的保护作用。

抗肝、肾、肺纤维化 莪术多糖对猪血清所致肝纤维化大鼠具有明显的抗肝纤维化作用；温莪术油可减轻肾间质纤维化的损伤，抗肾纤维化；三棱和莪术能减少肺组织细胞过度凋亡，延缓肺纤维化进程，有效抑制肺纤维化形成。

抗菌 温莪术油对大肠埃希菌、金黄色葡萄球菌有较好的抗菌活性，药渣残油对四联球菌、大肠埃希菌、金黄色葡萄球菌有较好的抗菌活性；莪术油具有抑制人乳头瘤病毒的作用。

降血糖、抗氧化 广西莪术多糖通过保护胰岛 β 细胞，减少其凋亡，降低 2 型糖尿病大鼠血糖。莪术对 DPPH（1-二苯基-2-三硝基苯肼）自由基的清除率超过 90%，具有较强的抗氧化活性。

各家论述

《开宝本草》 味苦、辛，温。无毒。

《本草纲目》 入肝。

《雷公炮制药性解》 入肺、脾二经。

《医学启源》 主心膈痛。

《本草图经》 治积聚诸气，为最要之药。

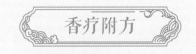
香疗附方

1. 降压药枕

【组成及用法】丹参20 g，蒲黄、莪术、槐花各10 g，当归、何首乌各15 g，生山楂30 g，制成药枕，每昼夜使用时间不少于6小时。经常使用对稳定血压有明显效果。

【适应证】瘀血阻络型高血压。

2. 脑肿瘤药枕

【组成及用法】七叶一枝花、浙贝母、黄药子、蒲公英、莪术各100 g，研末，装布袋做成枕头。另用冰片100 g，麝香1 g研匀，制成小药袋，一并放入药枕中，令患者枕头部。

【适应证】脑肿瘤。

三　棱

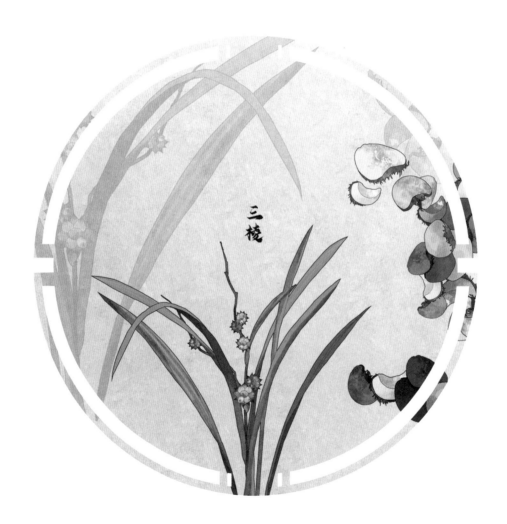

三棱

三棱微辛，调血和血；破血力强，行气止痛

【性味】味辛、苦，性平。

【归经】归肝、脾经。

【功效】破血行气，消积止痛。

【主治】癥瘕痞块，痛经，瘀血经闭，胸痹心痛，
食积胀痛。

【用法用量】内服：煎汤，5～10 g；或入丸、散。

【注意事项】

（1）孕妇禁用。

（2）不宜与芒硝、玄明粉同用。

三棱，别名荆三棱、京三棱、红蒲根、光三棱等，为黑三棱科植物黑三棱 *Sparganium stoloniferum* Buch. -Ham 的块茎。秋、冬二季均可采收，挖取块茎后，去掉茎叶及须根，洗净，削去外皮，晒干。以体重、质坚实、去净外皮、黄白色者为佳。分布于中国江苏、河南、山东、江西等地。

三棱气微香

《医学衷中参西录》中指出："三棱气味俱淡，微有辛意……为化瘀血之要药。以治男子癖，女子瘕，月闭不通，性非猛烈而建功甚速。其行气之力，又能治心腹疼痛，胁下胀疼，一切血凝气滞之证。若与参、术诸药并用，大能开胃进食，调血和血。"三棱具有祛瘀通经、破血消癥、行气消积等功效，治癥瘕积聚、气血凝滞、心腹疼痛、胁下胀疼、经闭、产后瘀血腹痛、跌打损伤、疮肿坚硬，以破血祛瘀之功较强，三棱药性峻猛，能伤正气，非体虚者所宜，如体虚无瘀滞及瘀证出血者不宜应用。

化学成分与药理研究

三棱中主要含挥发油、苯丙素类、黄酮类等化学成分。三棱的药理研究如下：

改善心脑血管功能　三棱的抗血小板活化和聚集在抑制血栓形成过程中发挥重要作用；抑制血管生成作用；抗动脉粥样硬化作用；对脑缺血缺氧的保护作用。

抗炎　复方三棱胶囊对卡拉胶所致大鼠足肿胀、醋酸所致小鼠腹腔毛细血管通透性降低，苯酚糊剂致输卵管化学腐蚀性炎症反应均具有明显改善作用，同时可增强毛细血管通透性，显示其具有抗炎活性。醋制及生品三棱总黄酮、三棱水煎液、三棱醋酸乙酯

第一章　草本香药

及正丁醇提取物、复方三棱胶囊均具有明显的镇痛作用。

抗肿瘤 三棱水提物能够抑制荷瘤小鼠肿瘤生长，抑瘤率随药物浓度升高而升高，同时，血清中炎症因子升高，脾脏指数和胸腺指数明显降低。

抗氧化 三棱中水溶性多糖有明显的体外自由基清除能力。其黄酮类成分如芦丁、山柰酚和芒柄花素有显著的抗氧化活性。

各家论述

《**本草纲目**》 通肝经积血，女人月水，产后恶血。

《**开宝本草**》 老癖癥瘕，积聚结块，产后恶血血结，通月水，堕胎，止痛利气。

《**本经逢原**》 乌芋善毁铜为消坚削积之物，服丹石人宜之。痘疮干紫不能起发，同地龙捣烂，入白酒酿绞服即起。又治酒客肺胃湿热，声音不清，及腹中热积蛊毒。《丹方》治痞积，三伏时以火酒浸晒，每日空腹细嚼七枚，痞积渐消，故有黑三棱之名。凡有冷气人勿食。多食令人患香港脚虚劳咳嗽，切禁。以其峻削肺气兼耗营血，故孕妇血竭忌之。

《**日华子本草**》 治妇人血脉不调，心腹痛，落胎，消恶血，补劳，通月经，治气胀，消扑损瘀血，产后腹痛、血运并宿血不下。

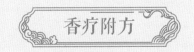
香疗附方

1. 三棱莪术糊

【组成及用法】三棱、莪术、川芎、赤芍、当归各6g，米醋适量。上药共研为细末，以醋调稠糊，以之敷痞块或肿癌包块处。1日敷2～3次，外盖玻璃纸，包扎固定之。

【适应证】血痞、肝癌肿块以及其他腹腔肿包块。

2. 胃痛敷贴方

【组成及用法】三棱、乳香各3g，陈皮、小茴香各6g，香附8g，共研细末，熬成膏状，趁热放在纱布上，敷于胃脘部，并轻轻按压，使药物精华尽量渗入皮肤按压的时间应在15分钟以上，具有较好的缓解疼痛作用。

【适应证】气滞血瘀型胃痛。

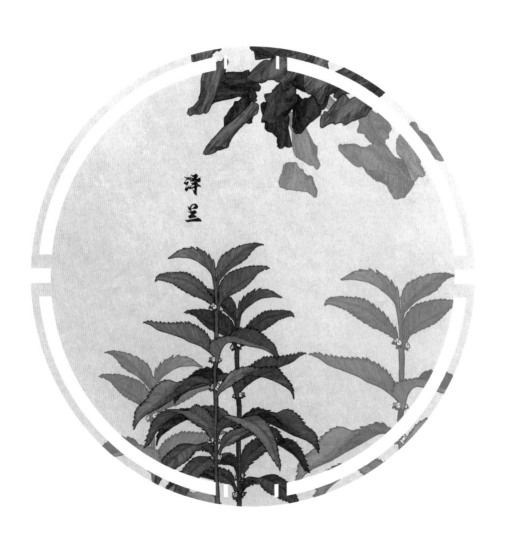

泽兰

泽兰入血，辛散温通；行而不峻，活血调经

【性味】味苦、辛，性微温。

【归经】归肝、脾经。

【功效】活血调经，祛瘀消痈，利水消肿。

【主治】月经不调，经闭，痛经，产后瘀血腹痛，疮痈肿毒，水肿腹水。

【用法用量】6～12 g。

【注意事项】血虚及无瘀滞者慎用。

泽兰，别名水香、都梁香、虎兰、龙枣、虎蒲等，为唇形科植物毛叶地瓜儿苗 Lycopus lucidus Turcz. var. hirtus Regel 的干燥地上部分。夏、秋二季茎叶茂盛时采割，晒干。以植株粗壮、叶多、黄绿色、质嫩、不破碎、无臭味淡为佳。分布于中国黑龙江、辽宁、浙江、湖北等地。

泽兰气香

泽兰多生于沼泽、湿气处，其叶形状和香气如兰，如《医学入门》记载："生池泽，其香似兰"。《本草纲目》记载："兰草、泽兰，气香而温，味辛而散，阴中之阳，足太阴、厥阴经药也。脾喜芳香，肝宜辛散，脾气舒，则三焦通利而正气和；肝郁散，则营卫流行而病邪解。"泽兰气味芳香透达，故能行气活血，正如《神农本草经百种录》曰："泽兰生于水中，而芳香透达，节实茎虚，能于人经络受湿之处分疏通利，无所隔碍。盖其质阴而气阳，故能行乎人身之阴，而发之于阳也。"泽兰的叶子还能煎油制成香料，如陶弘景曰："今处处有之。多生下湿地。叶微香，可煎油及作浴汤。"古人用于杀虫辟邪，也取泽兰植株烧水沐浴或藏在衣服中去除臭味，是古代著名的香草。

化学成分与药理研究

泽兰含有多种活性成分，主要含三萜类、酚酸类、黄酮类、挥发油等。泽兰的药理研究如下：

抗凝血 泽兰水煎剂可延长小鼠凝血时间，轻度抑制凝血系统，增强纤溶性减少大鼠动静脉血栓形成。

改善血液流变性 泽兰可改善高分子右旋糖酐静脉推注所造成的血瘀模型大鼠的红

细胞变形性，抑制红细胞聚集，对红细胞膜的流动性也有增加的趋势。

改善微循环 泽兰水煎剂能降低血瘀黏度，抑制红细胞和血小板聚集，改善微循环。

镇痛镇静 泽兰对醋酸引起的小鼠扭体反应有显著的抑制作用；对后足痛有明显抑制作用。

护肝 泽兰对四氯化碳所致小鼠、大鼠的肝损伤有保护作用，能降低血清谷氨酸丙酮酸和血清谷草转氨酶，提高血清总蛋白和白蛋白的含量。

其他 泽兰还具有抗菌、抗病毒和抗肿瘤活性，具有增强子宫平滑肌收缩，降低血脂及利胆作用。

各家论述

《**本草纲目**》 兰草走气道，泽兰走血分，虽是一类而功用稍殊，正如赤白茯苓、芍药，补泻皆不同也。雷斆言雌者调气生血，雄者破血通积，正合二兰主治。又《荀子》云，泽、芷以养鼻，谓泽兰、白芷之气芳香，通乎肺也。

《**本草经疏**》 泽兰，苦能泄热，甘能和血，酸能入肝，温通营血。佐以益脾土之药，而用防己为之使，则主大腹水肿，身面四肢浮肿，骨节中水气。《日华子》《药性论》总其泄热和血，行而带补之能也。

《**本草通玄**》 泽兰，芳香悦脾，可以快气，疏利悦肝，可以行血，流行营卫，畅达肤窍，遂为女科上剂。

《**本经逢原**》 泽兰，专治产后血败、流于腰股，拘挛疼痛，破宿血，消癥瘕，除水肿，身面四肢浮肿。《本经》主金疮痈肿疮脓，皆取散血之功，为产科主要药。更以芎、归、童便佐之，功效胜于益母。

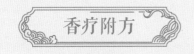
香疗附方

1. 止痛开窍枕

【组成及用法】益母草 1 000 g，泽兰 1 000 g。晒干，捣碎装入枕。

【适应证】鼻窦炎及慢性鼻炎引起的头痛，鼻塞，不辨香臭者。

2. 药茶

【组成及用法】绿茶 1 g，泽兰叶干品 10 g。将以上 2 味共入杯中，沸水冲泡，盖浸 5 分钟代茶服饮。如果用磁化杯冲泡，盖浸 30 分钟再饮，则更佳用法。每日 1 剂，可经常饮用功效。

【适应证】肝郁型月经先后无定期。

当　归

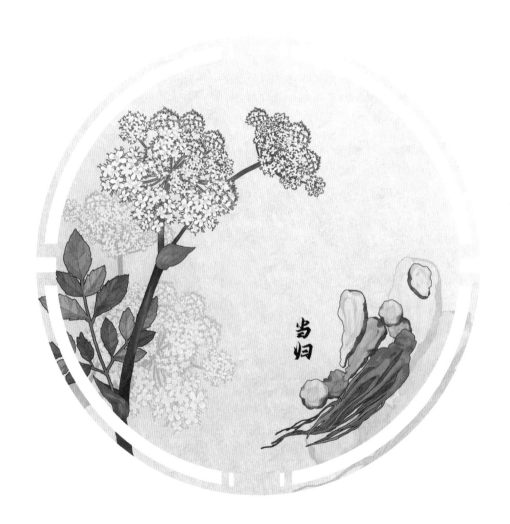

当归

当归甘温，气轻而辛；补中有动，动中有补

【性味】味甘、辛，性温。

【归经】归肝、心、脾经。

【功效】补血活血，调经止痛，润肠通便。

【主治】血虚萎黄，眩晕心悸，月经不调，经闭痛经，虚寒腹痛，风湿痹痛，跌扑损伤，痈疽疮疡，肠燥便秘。酒当归活血通经。用于经闭痛经，风湿痹痛，跌扑损伤。

【用法用量】6～12 g。

【注意事项】当归味甘滑肠，湿盛中满、大便泄泻者不宜服。

当归，别名干归、秦哪、西当归、岷当归等，为伞形科植物当归 *Angelica sinensis*（Oliv.）Diels 的干燥根。秋末采挖，除去须根及泥沙，待水分稍蒸发后，捆成小把，上棚，用烟火慢慢熏干。以主根粗长、油润、外皮色黄棕、断面色黄白、气味浓郁者为佳。分布于中国甘肃东南部岷县（秦州）、武都、彰显、成县等地，以及陕西、四川、湖北、云南等地。

当归气浓郁

当归有浓郁的香气，味甘性温，古人云："其味甘而重，故专能补血，其气轻而辛，故又能行血。"由于当归本身味道比较浓郁，香气也十分的充盈，其中蕴含去腥臊成分，因此用于羊肉类、牛肉类、鸡肉类食材的烹饪都是比较合适的。

化学成分与药理研究

当归中有多糖、挥发油、黄酮类、有机酸类、多种氨基酸、维生素及微量元素等成分。当归的药理研究如下：

改善贫血　当归多糖可以缓解多种原因引起的贫血症状，一般是通过改变血红蛋白水平、红细胞水平、肝中促红细胞生成素和铁调素的水平。

护肝　当归多糖可以缓解病毒性和自身免疫性肝炎以及药物、高血糖、高血脂引起的肝脏损伤。

调节免疫　当归多糖可升高免疫球蛋白水平，以及 T 细胞亚群水平，既增强体液免疫又增强细胞免疫。

抗肿瘤 当归多糖可以直接抑制癌细胞的增殖或通过激活线粒体的凋亡抑制肿瘤细胞增殖表现出抗肿瘤作用，对体外癌细胞侵袭转移具有抑制作用。

其他 当归可治疗糖尿病肾病、降脂降糖、保护心脏等。

各家论述

《**本草正**》 当归，其味甘而重，故专能补血，其气轻而辛，故又能行血，补中有动，行中有补，诚血中之气药，亦血中之圣药也。……大约佐之以补则补，故能养荣养血，补气生精，安五脏，强形体，益神志，凡有形虚损之病，无所不宜。佐之以攻则通，故能祛痛通便，利筋骨，治拘挛、瘫痪、燥、涩等证。

《**本草正义**》 归身主守，补固有功，归尾主通，逐瘀自验，而归头秉上行之性，便血溺血，崩中淋带等之阴随阳陷者，升之固宜，若吐血衄血之气火升浮者，助以温升，岂不为虎傅翼？是止血二字之所当因症而施，固不可拘守其止之一字而误谓其无所不可也。且凡失血之症，气火冲激，扰动血络，而循行不守故道者，实居多数，当归之气味俱厚，行则有余，守则不足，亦不可过信归所当归一语，而有循名失实之咎。

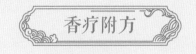
香疗附方

1. 小玫瑰花药枕

【组成及用法】玫瑰花 250 g，当归、川芎各 200 g，乳香、没药各 100 g。制成枕芯，睡卧枕之。

【适应证】角膜溃疡。

2. 寒凝痛经敷脐方

【组成及用法】当归、吴茱萸、肉桂、细辛、乳香、没药各 50 g，樟脑 3 g（研末）。先将当归、吴茱萸、肉桂、细辛共水煎 2 次滤液浓缩成稠状，混入溶于适量 95% 乙醇的乳香药液中，烘干后研细末加樟脑备用。经前 3 日取末 3 g，用黄酒数滴拌成糨糊状，外敷脐中，用伤湿止痛膏固定，药干则调换 1 次，经行后 3 日取下，每月 1 次，连续使用，治愈或有微痛为止。

【适应证】寒凝痛经。

3. 寒凝气滞痛经敷脐方

【组成及用法】肉桂、沉香各 3 g，干姜、吴茱萸、香附、艾叶、小茴香各 6 g，当归、延胡索各 9 g。诸药混合研为细末，置于双层纱布袋中，敷于脐部，外用绷带固定，另用热水袋置药上温之。一日 3 次，每次 30 分钟。

【适应证】寒凝气滞痛经。

艾 叶

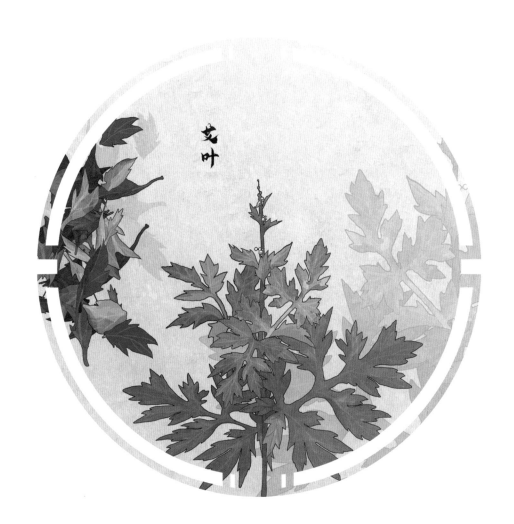

艾叶

艾叶温平，温经散寒；漏血安胎，心痛即安

【性味】味辛、苦，性温。

【归经】归肝、脾、肾经。

【功效】温经止血，散寒止痛；外用祛湿止痒。

【主治】吐血，衄血，崩漏，月经过多，胎漏下血，少腹冷痛，经寒不调，宫冷不孕；外治皮肤瘙痒。醋艾炭温经止血，用于虚寒性出血。

【用法用量】3～9 g。外用适量，供灸治或熏洗用。

【注意事项】阴虚血热者慎用。

艾叶，别名艾蒿、香艾、蕲艾、艾绒等，为菊科植物艾 *Artemisia argyi* Levl.et Vant. 的干燥叶。夏季花未开时采摘，除去杂质，晒干。以叶厚、色青、背面灰白色、绒毛多、香气浓郁者为佳。分布于中国湖北、河南、湖南、安徽、山东、河北等地。

艾叶气清香

艾叶质柔软，气清香，能借其清气之正，鼓舞人体正气，辟除秽蚀邪气，从而达到养生防病之目的。《神农本草经百种录》："香者气之正，正气盛，则除邪辟秽也。"古人很早就认识到艾叶能防疫，以艾叶悬于门户，或装入香囊，或制作成香烛，以预防暑瘟，暑湿秽浊。《荆楚岁时记》："采艾以为人。悬门户上，以禳毒气。"古人也常用焚烧艾叶来预防和治疗多种急症患者和传染性疾病。目前，艾叶还广泛用于艾灸。近代著名针灸学家承淡安先生在《承淡安针灸经验集》中指出："艾灸的特殊作用，不仅在于热，更在于其特具的芳香气味，这种芳香的药物能够行气散气。艾灸后觉有快感，即是因为艾的芳香气味渗入皮下，在热和芳香的双重作用下，神经兴奋，机体活力增加，终而病苦解除。"

化学成分与药理研究

现代药理学研究表明艾叶有抗菌、抗氧化、抗虫、抗炎、免疫调节等多种活性，其主要成分包括挥发油、黄酮类、鞣质类和多糖等多种成分。其中挥发油类是从艾叶提取物中分离得到的主要活性部位，包括醚类、醇类、单萜类、倍半萜类及其衍生物等，具有广谱生物活性。艾叶的药理研究如下：

抗炎　研究发现艾叶挥发油具有剂量依赖性抑制炎症介质的作用。能明显抑制二甲苯引起的小鼠耳壳炎症。

抗菌　艾叶油及艾叶水煎液有较好的抑菌作用。能抑制金黄葡萄球菌、大肠杆菌、绿脓杆菌、变形杆菌等细菌生长。以野艾叶、艾条或艾绒烟熏，可用于室内消毒。采用艾叶煎液熏洗的方法防治会阴部伤口感染，效果理想。

平喘　用艾叶油给豚鼠灌服或肌内注射或气雾给药，对由组胺或乙酰胆碱引起的哮喘均有平喘作用。艾叶油对豚鼠离体气管有轻度松弛作用，艾叶油乳剂能明显对抗组胺引起的支气管收缩，艾叶油能对抗组胺和氯化钡对豚鼠离体气管的收缩。

抗过敏性休克　艾叶油灌胃，对豚鼠用卵蛋白引起的过敏性休克有保护作用；艾叶油在体外可抑制豚鼠肺组织释放组胺，能抑制2，4-二硝基氯苯诱导的迟发性超敏反应。

止血　艾叶能降低毛细血管通透性，抗纤维蛋白溶解，从而发挥止血作用。艾叶制碳后可加强止血作用，艾叶经热加工处理后凝血作用可显著增强。

防治蚊虫　艾叶挥发油对家蝇、果蝇、蚊子及菜青虫有明显毒杀作用。

抗病毒　艾叶中的挥发油挥发出来后，不仅能抑制或杀灭周围环境中的细菌和病毒，还可分布于人口鼻呼吸道中，能杀灭进入人的口鼻呼吸道中的细菌病毒，或在口鼻中形成一道微膜屏障阻止细菌病毒的侵害。

各家论述

《**本草纲目**》　温中、逐冷、除湿。

《**本草求真**》　专入肝脾。兼入肾。

《**本草从新**》　逐寒湿，暖子宫，止诸血，温中开郁，调经安胎。

1. 通鼻灵药枕

【组成及用法】生艾叶200 g，辛夷40 g（5∶1比例），全部拣枝，揉碎成绒状，缝制成枕头。隔日换1次。

【适应证】新生儿及小婴儿鼻塞。

2. 防甲流香囊

【组成及用法】草果、白芷各50 g，冰片、雄黄各60 g，砂仁100 g，艾叶、黄芩、肉桂各150 g，薄荷250 g，苍术、藿香各300 g。研细末，混匀，每次取3～5 g装袋，白天佩戴，入睡离身。

【适应证】预防和治疗甲型H1N1流感早期轻微症状者（注意1岁以下小儿、孕产妇、局部皮肤溃烂者忌用。）

3. 艾叶座包

【组成及用法】熟艾250 g，慢炒加热，包裹坐之，冷再炒。

【适应证】水谷不化水泻，日夜不止。

4. 艾叶熨剂

【组成及用法】艾叶60 g，将艾叶放入锅中加烧酒炒热，用布包熨肚脐上，冷则再烘。

【适应证】急性胃肠炎。

5. 艾菊护膝

【组成及用法】制乳香、制没药各20 g，川牛膝15 g，野菊花50 g，陈艾叶100 g，风寒者加藁本、紫苏各15 g，跌扑扭伤加土鳖虫、苏木各15 g。先将艾叶放入电动冲钵中打成绒状，再将其余药物粉碎成粗粉，混合均匀后喷麝香风湿油10 mL，搅拌捶饼，装入缝制好的护膝袋中封口，外封塑料袋。使用时去掉塑料袋，将护膝带捆绑到膝关节，药袋对准疼痛部位。

【适应证】膝关节炎，屈伸不利，关节肿痛。

石菖蒲

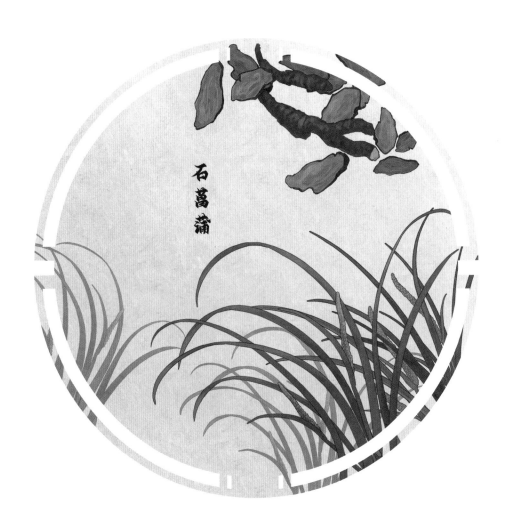

石菖蒲

菖蒲性温，开心利窍；去痹除风，出风至妙

【性味】味辛、苦，性温。

【归经】归心、胃经。

【功效】开窍豁痰，醒神益智，化湿开胃。

【主治】神昏癫痫，健忘失眠，耳鸣耳聋，脘痞
不饥，噤口下痢。

【用法用量】内服：煎汤，3～10 g；或入丸、散。

【注意事项】阴虚阳亢，汗多、精滑者慎服。

石菖蒲，别名菖蒲、昌阳、尧韭、阳春雪、望见消等，为天南星科多年生草本植物石菖蒲 Acorus tatarinowii Schott 的干燥根茎。秋、冬两季以地上部分枯萎或生长停顿至萌芽前采收，除去叶及须根，洗净泥土，晒干。以条粗、断面色类白、香气浓者为佳。分布于中国四川、浙江、江苏、福建等地。

菖蒲气芳香

石菖蒲气芳香，始载于《神农本草经》，列为上品。石菖蒲辛苦而温，芳香而散，开心窍，化脾湿，化湿祛痰之力尤胜，无论寒热皆可配伍，凡湿邪阻于中焦者用之常有良效。清代凌奂《本草害利》云："口噤虽是脾虚，亦有热闭胸膈所致。用山药、木香皆失，唯参苓白术散加菖蒲，胸次一开，自然思食。芳香利窍，心开智长，为心脾胃之良药。"石菖蒲善于化湿和胃，如连朴饮（清代王士雄《随息居重订霍乱论》）中，黄连清热燥湿，厚朴行气化湿，芦根、山栀子、豆豉清宣邪热，半夏燥湿化痰，配以芳香之石菖蒲化湿和中。

化学成分与药理研究

石菖蒲中主要为挥发性成分，包括β-细辛醚、α-细辛醚、γ-细辛醚、顺式甲基异丁香酚、甲基丁香酚、桔利酮、莰烯、蒿脑等，还含有氨基酸、有机酸和糖类等。石菖蒲的药理研究如下：

改善神经系统功能　石菖蒲能够维持神经细胞的正常形态和功能，调节神经递质代谢、保护神经元，促进神经细胞突触生长、抑制神经细胞凋亡，并且在阿尔兹海默病、抑郁症、癫痫病等疾病中发挥神经保护和调节作用。

营养心肌　石菖蒲挥发油、β-细辛醚可明显降低动脉粥样硬化大鼠血脂；能改善高脂血症大鼠的血液流变性；能降低心肌缺血大鼠内皮素水平，提高一氧化氮的含量，降低心肌组织损伤程度和坏死率。

解痉　石菖蒲能松弛气管平滑肌 α-细辛醚和 β-细辛醚，对抗组织胺、乙酰胆碱等引起的豚鼠气管平滑肌收缩，且有明显的量效关系。

免疫调节　石菖蒲对环磷酰胺诱导的免疫功能低下小鼠具有提高免疫作用，其机制主要为本品调节外周血 T 淋巴细胞亚群，提高血清白介素-2 水平，促进脾脏和胸腺发育而提高机体的免疫状态。

抗肿瘤　石菖蒲挥发油可起到抗神经胶质瘤作用。

各家论述

《**神农本草经**》　主风寒湿痹，咳逆上气，开心孔，补五脏，通九窍，明耳目，出音声。久服轻身，不忘，不迷惑，延年。

《**名医别录**》　主耳聋，痈疮，温肠胃，止小便利，四肢湿痹不得屈伸，小儿温疟，身积热不解，可作浴汤。聪耳目，益心智，高志不老。

《**本草纲目**》　治中恶猝死，客忤癫痫，下血崩中，安胎漏，散痈肿。

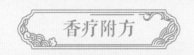

香疗附方

1. 寒型哮喘擦法

【组成及用法】石菖蒲 12 g，葱白 3 根，生姜 30 g，艾叶 1 把。上药共捣烂炒熟，用白布包好，从背部肺俞穴处向下摩擦，每日 1 次。

【适应证】寒型哮喘。

2. 痰浊上蒙足浴法

【组成及用法】苍术、白术、石菖蒲各 15 g。上药择净，放入药罐中，加清水适量，水煎取汁足浴。每日 2～3 次，每日 1 剂，连续 5～7 日。

【适应证】痰浊上蒙引起的头晕。

3. 寒型哮喘点滴法

【组成及用法】肉桂、丁香、樟脑（可用冰片代替）各 30 g。

【适应证】寒型哮喘。

远 志

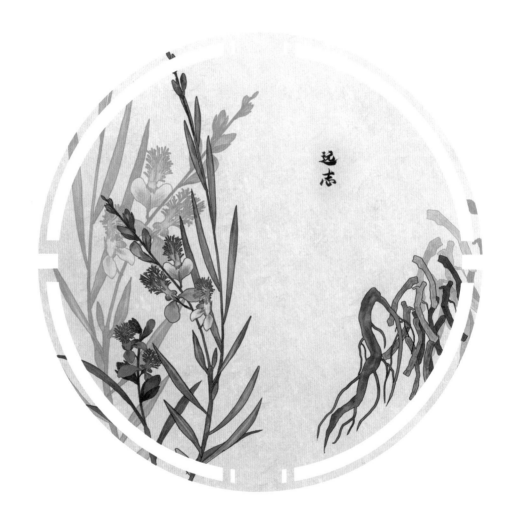

远志气温，能驱惊悸；安神镇心，辟邪安梦

【性味】味苦、辛，性温。

【归经】归心、肾、肺经。

【功效】安神益智，交通心肾，祛痰，消肿。

【主治】心肾不交引起的失眠多梦、健忘惊悸、神志恍惚，咳痰不爽，疮疡肿毒，乳房肿痛。

【用法用量】内服：煎汤，3～10 g。

【注意事项】远志性较温燥，内服刺激性较强，故凡实热或痰火内盛者，以及有胃溃疡或胃炎者当慎用。

远志，别名小草、细草、葽绕、棘菀、线茶等，为远志科植物远志 *Polygala tenuifolia* Willd. 或卵叶远志 *Polygala sibirica* L. 的干燥根。春、秋二季采挖，除去须根和泥沙，晒干或抽取木心晒干。以条粗、皮厚、去净木心者为佳。分布于中国山西、陕西等地。

远志气微香

远志气微香，味苦、微辛，善于宣泄通达，既能开心气而宁心安神，又能通肾气而强志不忘，为交通心神之佳品。《本草正》中提道："远志，功专心肾，故可镇心止惊，辟邪安梦，壮阳益精，强志助力。"近几年来研究结果表明，许多芳香植物具有良好镇静催眠作用，且不良反应少，值得更深入地开发和研究。远志与石菖蒲、合欢、薰衣草、佩兰等在临床上常用于芳香安神治疗，药物性质各不相同，但都具有较好的镇静安神、解瘀助眠的作用。

化学成分与药理研究

远志含远志皂苷系列和细叶远志素，皂苷水解后可分得两种皂苷元结晶：远志皂苷元 A 和远志皂苷元 B，还含远志酮Ⅰ、Ⅱ，5-脱水-*D*-山梨糖醇，*N*-乙酰基-*D*-葡萄糖胺，此外尚含 3，4，5-三甲氧基桂皮酸、远志醇、细叶远志定碱、脂肪油、树脂等。远志的药理研究如下：

镇静 远志有镇静、安定、催眠、抗焦虑、抗惊厥作用；远志含有的瓜子金皂苷，能阻断多巴胺受体，可抑制阿扑吗啡诱导的中枢神经系统兴奋，起到镇静作用。

营养脑神经 远志提取物、远志皂苷类、远志糖酯类，可促进神经干细胞增殖、神经细胞轴突生长，减少神经细胞凋亡，可改善突触传递；能清除活性氧，抗氧化；能激活蛋白激酶信号通路，促进表达脑源性神经营养因子，修复脑内胆碱能系统，可改善记忆，提高认知能力，增加脑内葡萄糖的利用，抗痴呆，保护脑功能。

抗抑郁 远志醇提物可促进海马区表达脑源性神经营养因子及其受体，抑制神经细胞凋亡；降低血清中促。肾上腺皮质激素释放激素、促肾上腺皮质激素、皮质醇的水平，可改善抑郁症状。

增强免疫 远志皂苷与流感疫苗等联用，可升高血清抗流感病毒免疫球蛋白 A、免疫球蛋白 G 抗体水平，可抑制感染流感病毒；远志皂苷与百日咳疫苗联用，亦可升高血清相关免疫球蛋白 A、免疫球蛋白 G 抗体水平。

其他 远志能抑菌、抗肿瘤、抑制乙醇吸收、活血、抗炎、止痛等，能促进胃肠消化功能，抗突变，可兴奋子宫平滑肌。

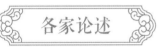

各家论述

《神农本草经》 远志味苦，主咳逆，伤中，补不足，除邪气，利九窍，益智慧，耳目聪明，不忘，强志，倍力，久服轻身不老。

《本草经集注》 杀天雄、附子毒。

《名医别录》 定心气、止惊悸、益精，去心下膈气，皮肤中热，面目黄。

《药品化义》 远志，味辛重大雄，入心开窍，宣散之药。

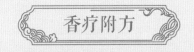
香疗附方

1. 远志足浴方

【组成及用法】将丹参20 g，远志15 g，磁石60 g，首乌藤30 g或酸枣仁20 g，远志20 g，合欢皮10 g，朱砂5 g。水煎去渣，加3 000 mL热水。每晚睡前足浴1次。

【适应证】失眠。

2. 远志熏洗方

【组成及用法】将黑附子、蛇床子、紫梢花、远志、石菖蒲、海螵蛸、木鳖子、丁香各6 g，樟脑4.5 g。上药共研粗末，贮瓶备用。用时取15～20 g，水煎，温洗阴囊处，日洗2次，多洗更好。

【适应证】阳痿。

姜　黄

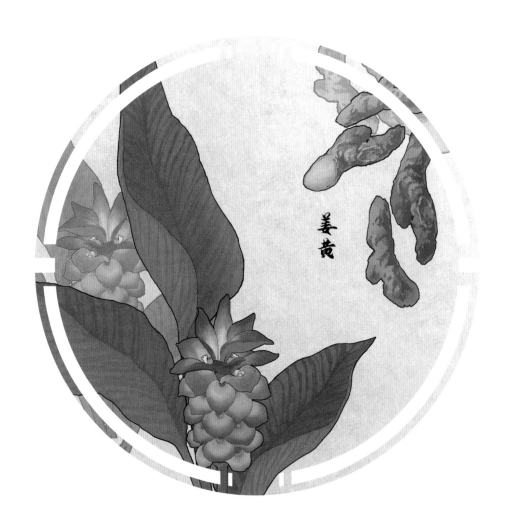

姜黄

姜黄辛温，活血化瘀；行气散滞，通经止痛

【性味】味辛、苦，性温。

【归经】归脾、肝经。

【功效】破血行气，通经止痛。

【主治】胸胁刺痛，胸痹心痛，痛经经闭，癥瘕，风湿肩臂疼痛，跌扑肿痛。

【用法用量】内服：煎汤，3～10 g，外用适量。

【注意事项】

（1）血虚无气滞血瘀者慎用。

（2）孕妇忌用。

姜黄，别名郁金、宝鼎香、毫命、黄姜等，为姜科植物姜黄 *Curcuma Longa* L. 的干燥根茎。冬季茎叶枯萎时采挖，洗净，煮或蒸至透心，晒干，除去须根。以质坚实、断面色金黄、香气浓者为佳。分布于中国四川、福建、广东、浙江、江西等地。

姜黄气香特异

姜黄香气特异，犹如宝鼎焚香，李时珍在《本草纲目》还将其称为"宝鼎香"，并直言其具有"治风痹臂痛"的效果，凡是由风、寒、湿、热等侵袭人体引起的四肢酸痛，都可以通过姜黄减缓和调节。《本草纲目拾遗》指出："姜黄真者是经种三年以上老姜。能生花，花在根际，一如蘘荷。根节坚硬，气味辛辣，种姜处有之，终是难得。西番亦有来者，与郁金、莪药相似，如苏敬所附，即是莪药而非姜黄，苏不能分别二物也。"姜黄原产于印度南部和印度尼西亚，是整个亚洲和中东地区广为人知且广受推崇的烹饪香料，是印度咖喱的主要成分。在古老的印度吠陀文明中，姜黄被视为一种圣粉，距今已有近 5 000 年的历史。

化学成分与药理研究

姜黄中主要含有酚酸类和萜类等化学成分。姜黄的药理研究如下：

抗肿瘤 姜黄提取物及姜黄素在胰腺癌、胃癌、结肠直肠癌、前列腺癌、肝癌、皮肤癌、乳腺癌、口腔癌及白血病等疾病不同阶段都显示出抑制作用。

抗菌 姜黄提取物对革兰阳性菌（金黄色葡萄球菌、肠球菌、枯草芽孢杆菌）以及革兰阴性菌（大肠埃希菌和铜绿假单胞菌）具有广谱的抗菌活性。

抗炎　姜黄及其活性成分的抗炎作用主要是通过降低炎性细胞因子的表达和分泌，介导多种炎症信号通路，调节炎症相关的细胞功能（如巨噬细胞）等来实现的。

抗氧化　姜黄中的姜黄素等化合物主要通过抑制氧化应激介导的活性氧或脂质过氧化而表现出抗氧化作用。

护肝　姜黄提取物及姜黄素能够通过抗炎、抗氧化、抑制纤维化等来保护肝脏。

改善血糖　姜黄及其活性成分通过改善胰岛素的表达、增强胰岛素敏感性、抑制葡萄糖的摄入，以及抗炎和抗氧化作用等阻止 2 型糖尿病的发生。

降血脂　姜黄乙醇提取物能使实验性高脂血症小鼠血脂降低，大黄与姜黄乙醇提取物按 1∶1 比例使用降脂效果优于单味药提取物。

保护神经　姜黄素对蛋白激酶缺陷型的线粒体功能障碍和细胞凋亡具有保护作用，这可能有助于帕金森病的治疗。

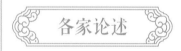

各家论述

《**本草纲目**》　治风痹臂痛。

《**本草蒙筌**》　主心服结气，并症忤积气作膨；治产血攻心，及扑损瘀血为痛。更消痈肿，仍通月经。

1. 颈椎病药枕

【组成及用法】防风、川乌、千年健、伸筋草、附子、葛根、京三棱、蚕沙、桂枝、桑枝、姜黄、乳香、没药、五灵脂各 50 g 切碎装药枕。

【适应证】颈椎病。

2. 公仙枕

【组成及用法】川椒、桔梗、荆实子、柏子仁、全当归、川乌、姜黄、吴茱萸、白术、藜芦、防风、辛夷、白芷、黑附子、白芍、苁蓉、细辛、牙皂、芜荑、甘草、荆芥、菊花、杜仲、乌药、半夏共 25 味，各取 40 g 研为细末，将其盛入枕内。其枕用薄槐树木板制成，上钻 120 个孔，大如梧桐子。有书记载"百日后，即可见效，身体轻健，气血倍生，壮阳多子，发白转黑，若夫妇皆以此作枕，更见奇效。药久味泄，三月一换。"

【适应证】养生保健。

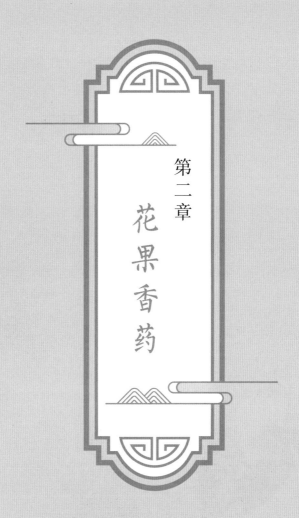

第二章

花果香药

菊　花

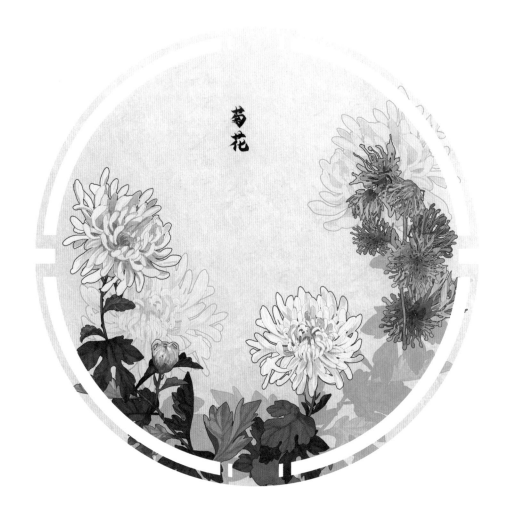

菊花

菊花味甘，除热祛风；头晕目赤，收泪殊功

【性味】味甘、苦，性微寒。

【归经】归肺、肝经。

【功效】散风清热，平肝明目。

【主治】风热感冒，头痛眩晕，目赤肿痛，眼目
昏花，疮痈肿毒。

【用法用量】内服：煎汤，5～10 g。

【注意事项】气虚胃寒者禁用。

菊花，别名甘菊花、白菊花、黄甘菊、药菊等，为菊科植物菊 *Chrysanthemum morifolium* Ramat. 的干燥头状花序。秋季花盛开时分批采收，阴干或焙干，或熏、蒸后晒干。以花朵完整不散瓣、色白（黄）、香气浓郁、无杂质者为佳。分布于中国浙江、安徽、河南、河北等地。

菊花气清香

菊花质柔润，气清香，味苦寒，能借其清香之气，行散风清热、平肝明目之效。

《本草新编》载："甘菊花，气味轻清，功亦甚缓，必宜久服始效，不可责以近功，惟目痛骤用之，成功甚速，余则俱于缓始能取效也。近人多种菊，而不知滋补之方间有用之者。又取作茶茗之需，以为明目也。"菊花不但有清香之气，使人神怡，而且有明目、祛暑的作用，可缓解两眼昏花、头晕、头痛等。南宋大诗人陆游一生酷爱药枕，并留下了许多菊枕诗篇，其《剑甫诗稿》云："昔年二十时，尚作菊枕诗，采菊缝枕囊，余香满室生"，另云："头风便菊枕，足痹倚香床"。菊花的清香之气，能够上达头目，发挥明目止痛的功效。

化学成分与药理研究

菊花含挥发油，主要含龙脑、樟脑、菊油环酮等。菊花的药理研究如下：

抗炎 菊花提取物能影响小鼠毛细血管的通透性，增加毛细血管抵抗力，从而具有抗炎作用。

抗病毒 菊花对单纯疱疹病毒、骨髓灰质炎和麻疹病毒具有不同程度的抑制作用，高浓度时对流感病毒也有抑制作用。另外，菊花具有抗艾滋病作用，能抑制反转录酶和

人类免疫缺陷病毒复制的活性。

抑制寄生虫 亳菊乙醇提取物及氯仿分离物能明显抑制红内期疟原虫的生长发育，亳菊乙酸乙酯提取物能抑制恶性疟原虫的生长。

抗菌 菊花挥发油对金黄色葡萄球菌、白色葡萄球菌、变形杆菌、乙型溶血性链球菌、肺炎双球菌均有一定的抑制作用，尤其对金黄色葡萄球菌的抑制效果最明显。

抗氧化 菊花黄酮类化合物有清除自由基、超氧阴离子的能力。

抗肿瘤 从菊花中分离得到的蒲公英赛炮型三萜烯醇类对小鼠皮肤肿瘤有较显著的抑制作用。

调节免疫 菊花提取物在增强抗炎作用的同时，能显著增加小鼠脾细胞抗体的产生；在绵羊血红细胞反应中，能够增加小鼠血清的免疫球蛋白 G、免疫球蛋白 A 水平，揭示其具有细胞免疫调节活性和增强单核吞噬细胞的活性。

各家论述

《**本草纲目**》 菊花，昔人谓其能除风热，益肝补阴。盖不知其尤多能益金、水二脏也，补水所以制火，益金所以平木，木平则风息，火降则热除，用治诸风头目，其旨深微。

《**本草便读**》 甘菊之用，可一言以蔽之，曰疏风而已。然虽系疏风之品，而性味甘寒，与羌、麻等辛燥者不同，故补肝肾蓟中可相需而用也。

《**本草经百种录**》 凡芳香之物，皆能治头目肌表之疾。但香则无不辛燥者，惟菊不甚燥烈，故于头目风火之疾，尤宜焉。

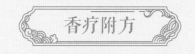
香疗附方

1. 降压香囊

【组成及用法】白菊花、艾叶、金银花叶、矾石各等量；或决明子、菊花、夏枯草、桑叶各等量；或白菊花、艾叶、金银花叶各 250 g，草决明 125 g。上方磨粉做成香囊或枕头。

【适应证】高血压。

2. 野菊川芎枕

【组成及用法】野菊花 500 g，川芎 300 g。将川芎烘干，研为粗末，与晒干的野菊花混匀，用纱布包裹缝好，装入枕芯即成。

【适应证】各型颈椎病以头晕、颈项及肩背部酸麻沉痛为主要表现者，尤其适宜于中医辨证属肝肾不足型、气滞血瘀型者。

3. 决明菊花枕

【组成及用法】菊花、决明子各 1 000 g。将菊花、决明子分别晒干或烘干，混匀后装入枕芯，制成药枕。

【适应证】阴虚火旺型失眠。

丁 香

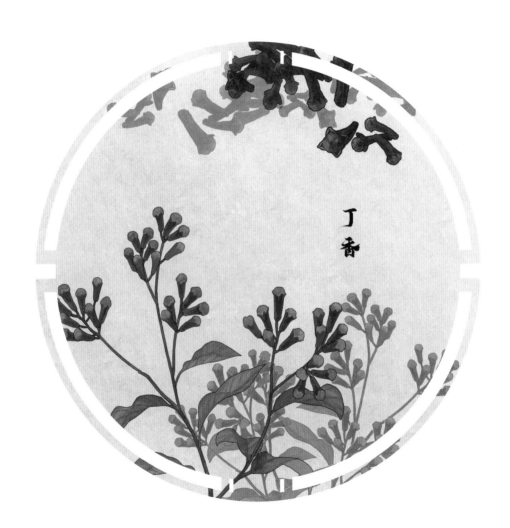

丁香

丁香辛温，能除寒呕；心腹疼痛，温胃可晓

【性味】味辛，性温。

【归经】归脾、胃、肺、肾经。

【功效】温中降逆，补肾助阳。

【主治】脾胃虚寒，呃逆呕吐，食少吐泻，心腹冷痛，肾虚阳痿。

【用法用量】内服：煎汤，1.5～6 g；或入丸、散。
外用：研末调敷。

【注意事项】热病及阴虚内热者忌服。

丁香，别名公丁香（花蕾）、母丁香（果实）等，为桃金娘科植物丁香 *Eugenia caryophllata* Thunb. 的干燥花蕾。当花蕾由绿色转红时采摘，晒干。以个大、粗壮、鲜紫棕色、香气强烈、油多者为佳。分布于中国西南、西北、华北和东北等地。

丁香气芳香

汉代时，丁香是十分受瞩目的香品，皇室曾把口含丁香视为宫廷礼仪之一，《汉官仪》载："尚书郎含鸡舌香，伏其下奏事"，并且"口含鸡舌香"也成为朝官奏事的代称，吴泳《寿安宣相》亦载："鹤头捧诏从天陛，鸡舌含香趁晓班"。古代女子们也常口含丁香以香口，李后主《一斛珠》曰："向人微露丁香颗，一曲清歌，暂引樱桃破。"丁香能够自然发香，唐代时还被古人制作成香山子（小型假山），放置在居室里芳香室内空气。古代美容方剂与熏香方中，丁香也是常用香料。贾思勰《齐民要术》合面脂法云："唯多着丁香于粉合中，自然芬馥"。丁香属于芳香正气的香药，可用焚烧丁香的方式进行空气消毒，避瘟远疫，长期使用能舒缓情绪，调节人体免疫系统，增强免疫能力，扶正祛邪，提高机体的抗病能力。

化学成分与药理研究

丁香的化学成分主要为丁香挥发油、黄酮及其苷类、鞣质、三萜类等。丁香的药理研究如下：

抗菌　含有1%浓度的丁香的乙醚浸出液，水浸液或含8%浓度的丁香煎剂的沙伯培养基，对许兰毛癣菌、白色念珠菌等多种致病性真菌均有抑制作用。乙醇浸剂

1:100、丁香油及丁香酚1:8 000～1:16 000对星形奴卡菌、许兰毛癣菌、石膏样小孢子菌及腹股沟表皮癣菌等有抑制作用。

驱虫　水或醇提取液在体外对猪蛔虫有麻痹或杀死作用；感染蛔虫的狗口服丁香油0.5～1.0 g/kg，有驱虫作用。

健胃　丁香为芳香健胃剂，丁香浸出液有刺激胃酸和胃蛋白酶分泌的作用，可缓解腹部气胀，增强消化能力，减轻恶心呕吐。

止痛　牙痛丁香油（少量滴入）可消毒龋齿腔，破坏其神经，从而减轻牙痛。

抗溃疡　丁香对胃黏膜损伤的保护不仅可能有神经、体液的因素，还有通过影响胃黏膜前列腺素系统而发挥所谓细胞保护作用的可能性。

抗炎　丁香醚提物和水提物都能对抗乙酸提高小鼠腹腔毛细血管通透性，抑制小鼠耳肿胀和大鼠足肿胀。

各家论述

《海药本草》　主风疳匿，骨槽劳臭。治气，乌髭发，杀虫，疗五痔，辟恶去邪。治奶头花，止五色毒痢，正气，止心腹痛。

《开宝本草》　温脾胃，止霍乱。（治）壅胀，风毒诸肿，齿疳匿。

《本草正》　温中快气。治上焦呃逆，除胃寒泻痢，七情五郁。

《医林纂要》　补肝、润命门，暖胃、去中寒，泻肺、散风湿。

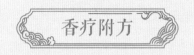
香疗附方

1. 香衣

【组成及用法】丁香、沉香、檀香、麝香各 50 g，甲香 150 g，制如常法，捣为末，用白沙蜜轻炼过，不得热用，合和令匀，入用之。

【适应证】香衣避秽、防蛀防腐。

2. 丁香搽剂

【组成及用法】丁香 16 g，加入 70% 酒精至 100 mL，浸 48 小时后去渣。每日外搽患处 3 次，一般在治疗 1 日后症状即见消退，2 日后患处开始有皮屑脱落。

【适应证】癣疾。

3. 丁香香囊

【组成及用法】沉香、丁香、甘松香、藿香、木香、鸡舌香、雀脑香各 30 g，麝香 15 g，檀香 90 g，零陵香 300 g。将上药研细末，制成香囊，随身佩戴。

【适应证】缓解焦虑情绪。

4. 感冒熏蒸

【组成及用法】胡椒、丁香各 7 粒，葱白适量。上药加水煮沸，使用香熏炉或电热式香熏灯，把药水倒进香熏炉的盛水器中，点燃香炉或打开电源开关，待热力使药中精华徐徐释放出来，熏蒸面部。

【适应证】治疗风寒感冒。

5. 感冒贴敷

【组成及用法】胡椒、丁香各 7 粒，葱白少许。前 2 味研末，和葱白共捣为开状，敷于大椎穴（第七颈椎棘突下，即颈后从上往下数第一与第二突起的高骨间），或外敷双足心涌泉穴，敷料覆盖，胶布固定。每日换药 1 次，连续 2～3 日。

【适应证】治疗风寒感冒。

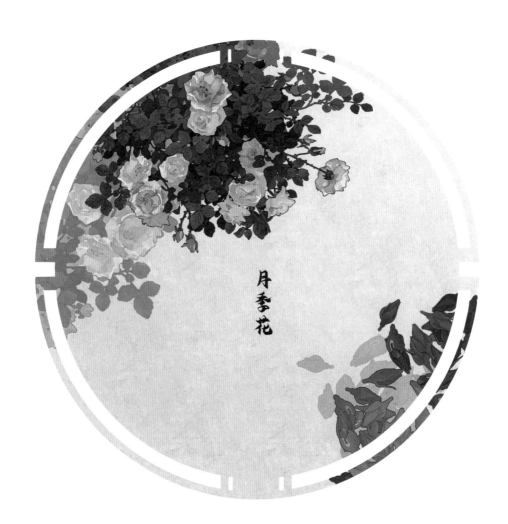

月季花

月季甘温，质轻升散；行血活血，疏肝解郁

【性味】味甘，性温。

【归经】归肝经。

【功效】活血调经，疏肝解郁。

【主治】气滞血瘀，月经不调，痛经，闭经，胸胁胀痛。

【用法用量】内服：煎汤，3～6 g，不宜久煎。亦可泡服或研末服。外用适量。

【注意事项】

（1）多用久服可引起腹痛及大便溏泻。

（2）孕妇慎用。

月季花，别名四季花、月月红、胜春、斗雪红等，为蔷薇科植物月季 *Rosa chinensis* Jacq. 的干燥花。全年均可采收，花微开时采摘，阴干或低温干燥。以完整、色紫红、半开放、气清香者为佳。分布于中国江苏、山东、河北等地。

月季气清香

月季是中国传统十大名花之一，也是世界四大切花之一，被誉为"花中皇后"。月季入药气清香，味甘、微苦，性温，入肝经，芳香走窜，故能调畅气机，正合"结者散之"，"木郁达之"之意，可治疗肝气郁结，还能行气活血，调经止痛，为妇科常用药。

化学成分与药理研究

月季中含有大量黄酮和酚酸类物质，还有部分鞣质、色素、芳香油等成分。月季的药理研究如下：

抗氧化 月季花的乙酸乙酯提取物溶液具有很强的抗氧化能力，抗氧化作用随提取浓度增高而逐渐增强。

抗菌、抗病毒 月季花中的槲皮素对耐甲氧西林的金黄色葡萄球菌、霍乱弧菌、粪肠球菌有较好的抑制作用。对小鼠使用槲皮素，可以明显抑制病毒的复制。

抗肿瘤 月季中的槲皮素对体外培养的肿瘤细胞具有细胞毒作用，能够增强抗肿瘤药物对癌细胞的杀灭作用。

改善心血管功能 月季花中的黄酮类物质可以加大冠脉血流量和脑血流量，减

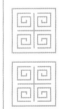

慢心率，减弱心肌收缩力，使心肌耗氧量减少，可以有效降低高血压、冠心病的发生率。

调节免疫 经研究月季花中的槲皮素为一种免疫调节剂，能增强细胞免疫功能。其机制可能为槲皮素抑制蛋白激酶 C 的转运和活性，强烈抑制钙内流，从而抑制组胺、白三烯、前列腺素 D 等介质释放。

抗凝血 槲皮素能够抑制猪血小板激动蛋白的聚集作用，在血栓形成、血管栓塞、血小板的聚集中起重要作用。

利尿 月季花中的槲皮素能扩张肾动脉，通过增加肾血流量达到利尿的作用，对水肿及高血压都有一定的治疗作用。

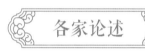

各家论述

《**本草纲目**》 活血，消肿，敷毒。

《**本经逢原**》 月季花为活血之良药。捣敷肿疡用之。痘疮触犯经月之气而伏陷者，用以加入汤药即起，以其月之开放，不失经行常度，虽云取义，亦活血之力也。

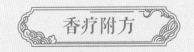

香疗附方

1. 月季花饮

【组成及用法】月季花 5 g，红糖 15 g。将月季花洗净，置锅中，加清水 200 mL，急火煮沸 5 分钟，滤渣取汁，加红糖，分次饮服。

【适应证】落枕疼痛。

2. 头痛药枕

【组成及用法】乳香、没药各 150 g，三七、薄荷各 100 g，丹参、当归、肉桂、党参、天麻、白芷、藿香、夏枯草、菊花、月季花各 120 g。先将乳香、没药、三七、丹参、当归、肉桂、党参、天麻、白芷烘干后制成粗末，再与夏枯草、菊花、月季花、藿香、薄荷混匀后装入枕头袋内，每日于卧时枕用。

【适应证】各种急、慢性头痛。

3. 湿疹外治方

【组成及用法】月季花捣烂，加白矾少许，外敷。

【适应证】皮肤湿疹，疮肿。

4. 月季花茶

【组成及用法】鲜月季花 15 g。沸水冲泡，代茶饮。

【适应证】月经不调、闭经、经来腹痛、血瘀肿痛，及血热风盛所致的皮肤瘙痒。

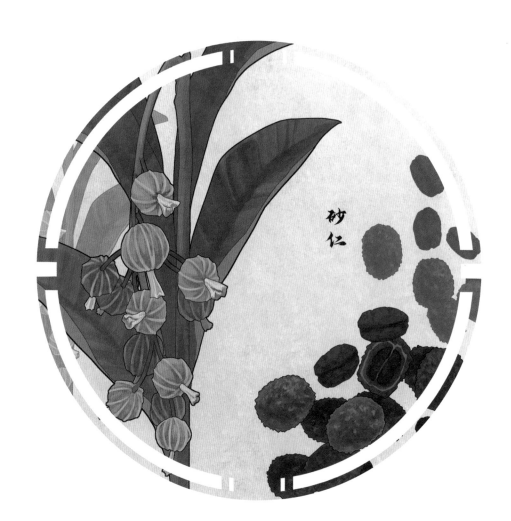

砂
仁

砂仁，别名春砂仁，为姜科植物阳春砂 *Amomum villosum* Lour.、绿壳砂 *Amomum villosum* Lour.var. *xanthioides* T.L.Wu et Senjen 或海南砂 *Amomum longiligulare* T.L.Wu 的干燥成熟果实。夏、秋二季果实成熟时采收，晒干或低温干燥。以个大、坚实、仁饱满、气味浓者为佳。分布于中国福建、广东、广西和云南等地。

砂仁性温，养胃进食；止痛安胎，通经破滞

【性味】味辛，性温。

【归经】归脾、胃、肾经。

【功效】化湿开胃，温脾止泻，理气安胎。

【主治】湿浊中阻，脘痞不饥，脾胃虚寒，呕吐泄泻，妊娠恶阻，胎动不安。

【用法用量】内服：煎汤，3～6 g；或入丸、散。

【注意事项】阴虚有热者及妇女产后不宜食用。

砂仁气香浓

砂仁气香浓，味辛温，能借其浓厚香气，芳香化湿，入脾胃温中焦而止泄泻；温胃则止呕吐；呕吐止，脾胃和则胎气自安，故有化湿行气、温中止泻、止呕安胎之效。砂仁含有多种有益人体健康的成分，是一种优秀的保健型香料。砂仁还可作调味香料，是烹制肉类以及肉制常用配料之一，是十三香配料主要成分之一。从根茎中提取出来的砂仁芳香油，可作调香原料，定香力强形态特征。

化学成分与药理研究

砂仁挥发油是主要的药效部位，具有抗溃疡、抗炎、镇痛、止泻、抗菌等广泛的药理作用。乙酸龙脑酯是砂仁挥发油主要化学成分和重要的药效活性成分，具有显著的抗炎、镇痛等活性。砂仁的药理研究如下：

对消化系统的作用 研究显示阳春砂煎剂可使豚鼠、大鼠小肠肠管收缩加强，加大剂量时对肠管有抑制作用，表现张力降低，振幅减少。阳春砂煎剂对乙酰胆碱和氯化钡引起的大鼠小肠肠管紧张性、强直性收缩部分抑制作用。另有研究表明砂仁能增进肠道运动。

抑制血小板聚集　家兔试验结果表明，砂仁能明显抑制血小板聚集。

抑酸护胃　砂仁灌胃给药对束缚水浸法小鼠应激性溃疡有明显抑制作用，可显著减少大鼠的胃液分泌，明显抑制胃蛋白酶。砂仁也可通过增强胃肠黏膜的防御因子产生胃肠保护作用。

利胆　砂仁醇提取物有明显持久的利胆作用，胆汁分泌量明显增加且呈剂量依赖关系。

抗菌　研究发现砂仁提取物能抑制结肠类耶尔森菌和摩根变形杆菌的生长繁殖，对福氏痢疾杆菌和肠毒型大肠杆菌无抑制作用。且砂仁提取物对枯草芽孢杆菌、大肠杆菌、沙门氏菌、铜绿假单胞菌、葡萄球菌及肺炎克雷伯菌有明显抑制作用。

各家论述

《**汤液本草**》　缩砂，与白檀、豆蔻为使则入肺，与人参、益智为使则入脾，与黄柏、茯苓为使则入肾，与亦、白石脂为使则入大、小肠。

《**药品化义**》　砂仁，辛散苦降，气味俱厚。主散结导滞，行气下气，取其香气能和五脏，随所引药通行诸经。若呕吐恶心，寒湿冷泻，腹中虚痛，以此温中调气；若脾虚饱闷，宿食不消，酒毒伤胃，以此散滞化气；若胎气腹痛，恶阻食少，胎胀不安，以此运行和气。

《**药性论**》　主冷气腹痛，止休息气痢，劳损，消化水谷，温暖脾胃。

《**本草拾遗**》　主上气咳嗽，奔豚，惊痫邪气。

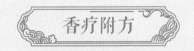
香疗附方

1. 儿童预防感冒香囊

【组成及用法】山奈、丁香、雄黄各 3 g，冰片、薄荷脑各 2.5 g，砂仁、蔻仁各 5 g。药料研细末并过筛，装入小布袋，每袋 10～15 g，给孩子佩挂在脖子上，或用别针固定于衣襟，香袋距离鼻孔越近则效果越佳，香袋中药末每 10 日更换 1 次，以保持药效。

【适应证】流行性感冒。

2. 生津养胃枕

【组成及用法】沉香 100 g，石斛、砂仁、太子参、天花粉各 200 g，麦冬、葛根、沙参各 500 g，上药分别烘干，共研粗末，混匀，装入枕芯，制成药枕。

【适应证】胃阴不足所致的口干不欲饮、嗳气呃逆、纳少乏力、大便干结、小便黄赤等。

草果

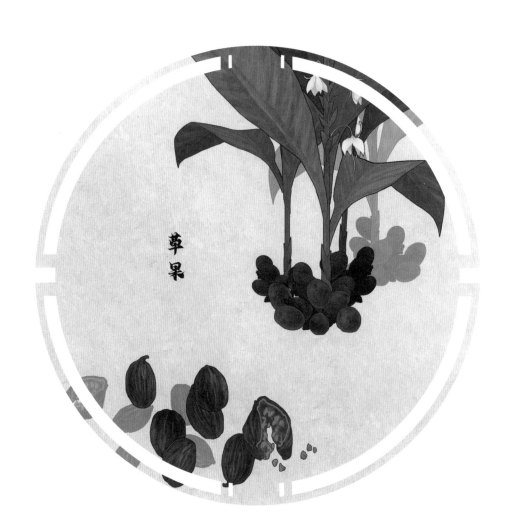

草果

草果味辛，消食除胀；截疟逐痰，解瘟辟瘴

【性味】味辛，性温。

【归经】归脾、胃经。

【功效】燥湿温中，除痰截疟。

【主治】寒湿内阻，脘腹胀痛，痞满呕吐，疟疾寒热。

【用法用量】内服：煎汤，3～6 g。

【注意事项】气虚或血亏，无寒湿实邪者忌服。

草果，别名草果仁、草果子、老蔻等，为姜科植物草果 *Amomum tsao-ko* Crevost et Lemaire 的干燥成熟果实。秋季果实成熟时采收，除去杂质，晒干或低温干燥。以个大、饱满、色红棕、气味浓者为佳。分布于中国云南、广西、贵州等地。

草果香气特异

草果气特异，味辛温，能借其特异的香气，行燥湿除痞、祛痰截疟之效。《香药配伍》记载："佳品之中草果气味大而香，炭亦无害。"《本草正义》提道："出建宁者名草蔻，辛香气和；出滇广者名草果，辛而气烈"。明代《本草蒙筌》对草果作了较明确的描述，曰："内子大粒成团，外壳紧厚黑皱，气每熏人，因最辛烈。"《本草汇言》亦载"长大如荔枝，其皮黑厚，有直纹，内子大粒成团，气熏人最辛烈。"草果作为一种重要的药食两用植物，既可作为中草药材，也可作为调味香料用于菜肴烹饪。

化学成分与药理研究

草果果实含挥发油，油中的主要成分为 α-蒎烯，β-蒎烯等。草果的药理研究如下：

镇咳祛痰　草果所含的 α-和 β-蒎烯有镇咳祛痰作用。1，8-桉油素有镇痛、解热、平喘等作用。

抗炎、抗菌　β-蒎烯有较强的抗炎作用，并有抗真菌作用。香叶醇有抗细菌和真菌作用，对发须癣菌和奥杜安小孢子菌的最低抑菌浓度为 0.39 mg/ mL。

调节胃肠功能　生草果、炒草果、姜草果 100% 煎剂 1 mL 均能使离体家兔十二指肠自发活动的紧张性升高，振幅加大。3 种炮制品煎剂均可拮抗肾上腺素对回肠活动的抑制作用。对乙酰胆碱引起的肠管收缩，生草果、炒草果表现为紧张性下降，振幅逐渐加大，但未能恢复至原来水平，而姜草果在给药后出现瞬时的紧张性加强，随后减弱，振幅加大。

镇痛 给小鼠腹腔注射 10% 草果不同炮制品水煎液，均可显著减少由醋酸引起的扭体次数。草果不同炮制品水煎液均具有明显的镇痛作用，将小鼠腹腔注射 10% 的草果水煎液（包括生品、炒品及姜制品）10 分钟后腹腔注射 0.5% 的醋酸，3 种水煎液均能明显减少小鼠扭体次数。

抗胃溃疡 草果提取物混悬液 2.0 g/kg 剂量对消炎痛、利血平引起的胃溃疡有明显的抑制作用。

抗肿瘤 草果挥发油对 8 种人癌细胞均表现出较强的细胞毒性，尤其以对肝癌细胞最为敏感，同时还具有肿瘤细胞选择性（对正常细胞系毒性较低）。

各家论述

《本草纲目》 草果，与知母同用，治瘴疟寒热，取其一阴一阳无偏胜之害，盖草果治太阴独胜之寒，知母治阳明独胜之火也。

《本草求真》 草果与草豆蔻，诸书皆载气味相同，功效无别，服之皆能温胃逐寒。然此气味浮散，凡冒巅雾不正瘴疟，服之直入病所而皆有效。

《饮膳正要》 治心腹痛，止呕，补胃，下气。

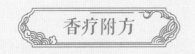

香疗附方

1. 防甲流香囊

【组成及用法】冰片、雄黄各60 g，黄芩、肉桂各150 g，苍术、藿香各300 g，艾叶150 g，薄荷250 g，砂仁100 g，草果、白芷50 g。上药研细末，混匀，每次取3～5 g装袋，佩挂在天突或膻中穴。一般全天佩戴，入睡离身。

【适应证】预防甲型H1N1流感。

2. 胃病熨剂

【组成及用法】草果、丁香、木香、砂仁、枳实、莱菔子、麸皮、食盐各适量。诸药共研粗末，在锅内炒热后布包，敷贴于上腹部，冷后再炒后再熨，持续40～60分钟。每日2～3次，5～7日为1疗程。

【适应证】伤冷食而症见脘腹部痞闷、嗳气吞酸、厌食者。

3. 胃痛药兜

【组成及用法】艾叶45 g，三棱、莪术、水仙子、红花各15 g，肉桂、木香、草果各10 g，良姜12 g，砂仁5 g。共研细末，装入双层布袋中，用线缝好，日夜兜在胃脘部。每剂可用1个月，连续2～3个月。

【适应证】脾胃虚寒及血瘀引起的胃痛。

草豆蔻

草豆蔻，别名草蔻、草蔻仁、假麻树、偶子等，为姜科植物草豆蔻 *Alpinia katsumadai* Hayata 的干燥近成熟种子。夏、秋二季采收，晒至九成干，或用水略烫，晒至半干，除去果皮，取出种子团，晒干。以个圆、坚实者为佳。分布于中国广东、广西等地。

> **草蔻辛温，治寒犯胃；燥湿散寒，辛散温通**
>
> 【性味】味辛，性温。
>
> 【归经】归脾、胃经。
>
> 【功效】燥湿行气，温中止呕。
>
> 【主治】寒湿内阻，脘腹胀满，嗳气呕逆，不思饮食。
>
> 【用法用量】内服：煎汤，4~7.5 g；或入丸、散。
>
> 【注意事项】阴虚血少，津液不足，无寒湿者忌服。

草豆蔻气香

刘典功《中药指征相类鉴别应用》书："草蔻，气味芳香而燥烈不甚。除燥湿散寒之外，尚有温胃醒脾、止呕之功效。又有辛散温通，寒去气行，则气滞寒凝之脘腹冷痛可止。本品不宜久服、过服，可助脾热而耗散正气。"同时草豆蔻是一味重要的调味香料，在食品烹饪和加工中普遍使用，多用于调制卤料、复合香辛料等，据《本草纲目》记载："今虽不专为果，犹入茶食料用，尚有草果之称焉。金光明经三十二品香药，谓之苏乞迷罗细。"

化学成分与药理研究

草豆蔻的化学成分主要为挥发油类、黄酮类、二苯庚烷类，尚有萜类、多糖等成分。草豆蔻的药理研究如下：

保护胃黏膜 草豆蔻对大鼠醋酸性胃溃疡有较好的治疗作用，其作用机制可能为清除自由基。

促胃肠动力 草豆蔻提取物具有显著地促进胃肠动力作用。

止吐 日本学者研究表明草豆蔻中的双苯庚酮类化合物为镇吐止呕的有效成分。

抗炎 草豆蔻的水提物对金黄色葡萄球菌等具有显著的抑菌活性，并对幽门螺杆菌有抑制作用。

抗肿瘤 草豆蔻可抑制肿瘤细胞的生长和转移，导致肿瘤细胞的凋亡。对肺癌、肝癌等肿瘤细胞都表现出抑制作用。

各家论述

《**本草纲目**》 豆蔻治病，取其辛热浮散，能入太阴、阳明，除寒燥湿，开郁化食之力而已。南地卑下，山岚烟瘴，饮啖酸咸，脾胃常多寒湿郁滞之病，故食料必用，与之相宜。然过多亦能助脾热，伤肺损目。

《**本草经疏**》 豆蔻，辛能破滞，香能入脾，温热能祛寒燥湿，故主温中及寒客中焦、心腹痛、中寒呕吐也。脾开窍于口，脾家有积滞，则瘀而为热，故发口臭，醒脾导滞，则口气不臭矣。辛散温行，故下气。寒客中焦，饮食不消，气因闭滞则霍乱。又散一切冷气、消酒毒者，亦燥湿破滞、行气健脾开胃之功也。产闽之建宁者，气芳烈，类白豆蔻，善散冷气，疗胃脘痛，理中焦。产滇、贵、南粤者，气猛而浊，俗呼草果者是也，善破瘴疬，消谷食，及一切宿食停滞作胀闷及痛。

《**珍珠囊**》 益脾胃、去寒，又治客寒心胃痛。

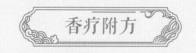

香疗附方

1. 豆蔻贴敷

【组成及用法】土茯苓、艾叶、白芷、山栀子、草豆蔻、泽兰、干姜、吴茱萸各等份，蜂蜜 50 g。上药混匀研成粉备用。将蜂蜜倒入 120 mL 温水中，搅匀，取药粉 90 g 加入蜂蜜水中调成糊状，将药糊用微波炉加热至温热后，均匀的平铺在 20 cm×20 cm 的医用纱布上，厚度约为 0.3 cm，以脐部为中心敷于患者腹部，上方覆盖保鲜膜保持药物湿度，上加热水袋，温度以患者舒适为度，避免烫伤，每次 30 分钟，每日 1 次。

【适应证】溃疡性结肠炎。

2. 豆蔻香囊

【组成及用法】肉桂、干姜、附子、苍术、草豆蔻、黄芪、白术、肉豆蔻各等量共研细末，装于布袋中，佩戴于脐腹处，每月换药 1 次。

【适应证】小儿腹泻。

3. 香气散

【组成及用法】豆蔻、细辛，为末含之。

【适应证】口臭。

4. 豆蔻散

【组成及用法】砂仁、草豆蔻、甘草共研细末，常渗口中。

【适应证】小儿胃寒吐乳。

5. 草豆蔻散

【组成及用法】草豆蔻（去皮）500 g，生姜（切作片）1 000 g，甘草 400 g。上件拌匀，入于银器内，用水过三指许，以慢火熬令水尽，焙令干，杵为细末。夏月煎作熟水常服。

【适应证】胃寒积食。

芳香本草

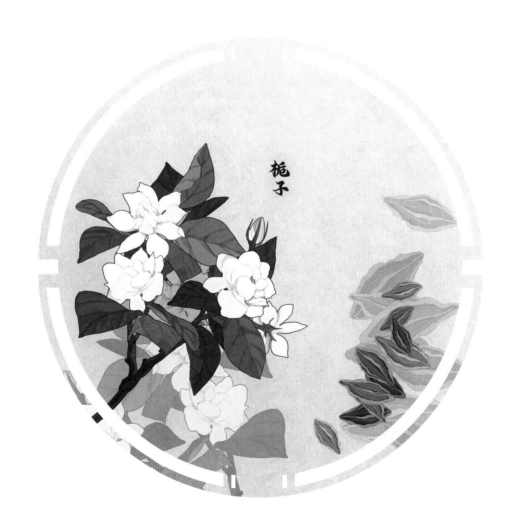

栀子

栀子，别名木丹、越桃、支子、山栀子、黄栀子、红栀子等，为茜草科常绿灌木植物栀子 *Gardenia jasminoides* Ellis 的干燥成熟果实。秋季果实成熟时采收，洗净，干燥。以个小、完整、仁饱满、内外色红者为佳。分布于中国湖南、江西等地。

栀子性寒，解郁除烦；吐衄胃痛，火降小便

【性味】味苦，性寒。

【归经】归心、肺、三焦经。

【功效】泻火除烦，清热利湿，凉血解毒；外用消肿止痛。

【主治】热病心烦，湿热黄疸，淋证涩痛，血热吐衄，目赤肿痛，火毒疮疡；外治扭挫伤痛。

【用法用量】6～10 g。外用生品适量，研末调敷。

【注意事项】栀子苦寒较重，易伤脾胃，故脾虚便溏者不宜用。

栀子气微香

栀子气味芳香，苦寒涤热，既泻心肺邪热，又解三焦郁火，功擅清热泻火除烦，以清热为主；始载于《神农本草经》。栀子入药有生用、炒焦或炒炭用，生栀子走气分而泻火，焦栀子入血分而凉血止血，《本草求真》云："治上宜生，治下宜炒黑"。

化学成分与药理研究

环烯醚萜类成分是栀子属植物中的特征性成分，其中栀子苷的含量最高，主要有京尼平苷、羟异栀子苷、山栀子苷、栀子酮苷、栀子酸等；另含藏红花素、藏红花酸、栀子素等色素和槲皮素、芦丁等黄酮类以及绿原酸等有机酸类、挥发性化合物、多糖类、胆碱、熊果酸等成分。栀子的药理研究如下：

抗炎与调节免疫　在肿瘤坏死因子-α 类风湿关节炎中，栀子苷可能通过间接作用上调微型核糖核酸-124a 的表达水平，抑制其靶基因整合素 1 的表达，从而发挥抗炎及免疫调节作用。

抗血管新生　栀子的乙醇提取物通过抑制肿瘤细胞中促血管生成因子的释放，抑制肿瘤诱导的血管生成，包括微血管出芽和内皮细胞迁移，从而抑制肿瘤细胞的转移和生长。

抗氧化 栀子的环烯醚萜苷成分具有较强的生物学活性，推断其抗氧化应激可能与母核结构有关，主要体现在分别以栀子苷和藏红花酸为代表的环烯醚萜类和二萜色素类成分。二者不仅能直接清除活性氧，还能提高超氧化物歧化酶等抗氧化酶活性，从而增加体内小分子抗氧化剂含量以及作用于靶蛋白等途径发挥抗氧化作用。

保肝利胆 栀子发挥保肝利胆的作用机制可能为：

（1）抑制氧化应激反应，减少活性氧生成并增强清除活性氧的能力。

（2）抗脂质过氧化作用。

（3）诱导信号通路激活，调控肝细胞凋亡和炎症因子释放。

（4）调节肝微粒体酶的活性。

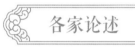

各家论述

《**神农本草经**》 主五内邪气，胃中热气，面赤酒疱渣鼻，白癞赤癞疮疡。

《**汤液本草**》 或用栀子利小便，实非利小便，清肺也。肺气清而化，膀胱为津液之府，小便得此气化而出也。

《**本草正**》 栀子，若用佐使，治有不同；加茵陈除湿热疸黄，加豆豉除心火烦躁，加厚朴、枳实可除烦满，加生姜、陈皮可除呕哕，同元胡破热滞瘀血腹痛。

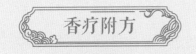

香疗附方

1. 小儿高热敷贴

【组成及用法】生石膏、绿豆、生栀子仁各 30 g。诸药共为细末，鸡蛋清调匀成糊状，分成 5 份，分敷两手心劳宫穴，两足心涌泉穴及前胸剑突下，纱布包扎固定，热退后洗去。

【适应证】高热烦躁。

2. 风热头痛敷贴法

【组成及用法】山豆根、白芷、栀子各 10 g，薄荷 6 g。上药共研细末，用浓茶调匀，敷于前额。

【适应证】风热头痛。

3. 归芎乳没栀子垫

【组成及用法】川芎 5 g，乳香、栀子各 15 g，当归 20 g，上药共研细末；将药末撒入棉纱布之间，做成鞋垫，令患者使用。或直接将药末加温加压，压成薄药片，置于病痛处，外穿袜子。一般 3～7 日即可见效。

【适应证】脚跟骨刺。

吴茱萸

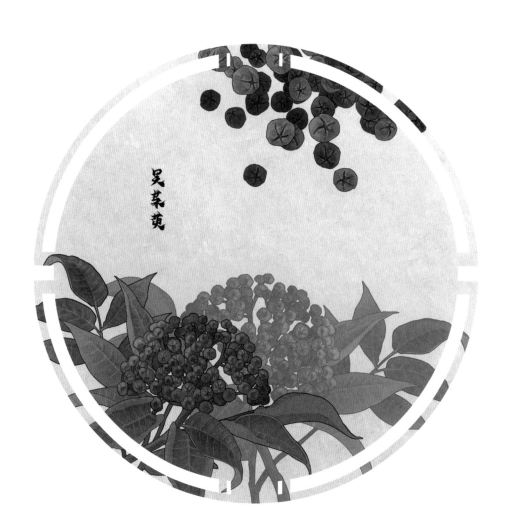

吴茱萸

吴萸辛热，能调疝气；脐腹寒疼，酸水能治

【性味】味辛、苦，性热；有小毒。

【归经】归肝、脾、胃、肾经。

【功效】散寒止痛，降逆止呕，助阳止泻。

【主治】厥阴头痛，寒疝腹痛，寒湿脚气，经行腹痛，脘腹胀痛，呕吐吞酸，五更泄泻。

【用法用量】内服：煎汤，1.5～4.5 g；外用适量。

【注意事项】阴虚火旺者忌服。

吴茱萸，别名吴萸、茶辣、辣子等，为芸香科植物吴茱萸 *Euodia rutaecarpa*（Juss.）Benth. 或疏毛吴茱萸 *Euodia rutaecarpa*（Juss.）Benth. var. *bodinieri*（Dode）Huang 的干燥近成熟果实。8～11 月果实尚未开裂时，剪下果枝，晒干或低温干燥，除去枝、叶、果梗等杂质。如遇阴雨，用微火烘干。以色绿、饱满者为佳。分布于中国贵州、广西、湖南、云南、陕西、浙江、四川等地。

吴萸气芳香浓郁

吴茱萸气芳香浓郁，味辛辣而苦。甘草制吴茱萸色泽加深，气味稍淡。盐制吴茱萸表面焦黑色，香气浓郁，味较辛辣而微苦咸。炒吴茱萸表面颜色加深，略鼓起，香气浓郁，辛辣味稍弱。《本草纲目》中有记载，吴茱萸气味辛辣芳香，性温热，可以治寒驱毒。《风土记》中也说道："九月九日折茱萸以插头上，辟除恶气而御初寒。"除了辟邪御寒，茱萸囊还有防虫蛀的效果。因为重阳前后，雨水较多，衣物容易霉变。恰好茱萸气味辛辣，可以驱虫。

化学成分与药理研究

吴茱萸果实含挥发油为吴茱萸烯、罗勒烯、吴茱萸内酯、吴茱萸内酯醇、吴茱萸酸等。吴茱萸的药理研究如下：

驱蛔 吴茱萸醇提物在体外对猪蛔虫有较显著作用；对蚯蚓、水蛭亦有效。

抗菌 吴茱萸煎剂（100%）对霍乱弧菌有较强抑制效力（琼脂挖沟平板法）。

兴奋中枢 大量吴茱萸对中枢有兴奋作用，并可引起视力障碍、错觉等。

止泻　小鼠实验发现吴茱萸减少蓖麻油引起的腹泻次数，且随着剂量增大作用持续时间延长。

收缩子宫　吴茱萸分解产物芸香胺，在化学上为吲哚乙胺，为较强的收缩子宫成分。

利尿　吴茱萸有利尿作用，正常人服吴茱萸可使尿量增加 30% 左右。

抗菌　吴茱萸煎剂对霍乱弧菌有较强的抑制作用（所含吴茱萸内酯与黄柏内脂抑菌作用相同），吴茱萸汤对大肠杆菌有抑制作用。

各家论述

《**神农本草经**》　主温中下气，止痛，咳逆寒热，除湿血痹，逐风邪，开腠理。

《**名医别录**》　主去痰冷，腹内绞痛，诸冷实不消，中恶，心腹痛，逆气，利五脏。

《**药性论**》　主心腹疾，积冷，心下结气，疰心痛；治霍乱转筋，胃中冷气，吐泻腹痛不可胜忍者；疗遍身顽痹，冷食不消，利大肠拥气。

《**本草拾遗**》　杀恶虫毒，牙齿虫匿。

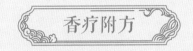

香疗附方

1. 吴茱萸外敷

【组成及用法】吴茱萸研细，醋调外敷涌泉穴，24 小时后取下，可引火下行，治虚火上炎之口舌生疮、高血压等。

【适应证】口疮。

2. 吴茱萸软膏

【组成及用法】吴茱萸研末，用凡士林调成 30%（甲种）和 20%（乙种）两种软膏；再取 30% 吴茱萸软膏和等量氧化锌软膏调匀，配成复方吴茱萸软膏（丙种）。局部搽药，每日 2 次。

【适应证】湿疹、神经性皮炎。

3. 吴茱萸贴敷

【组成及用法】将吴茱萸捣碎，过筛，取细末加适量好醋调成糊状，涂在纱布上，敷于双侧涌泉穴，24 小时后取下。用量：1 岁以下用 2.5～10 g，1～5 岁用 10～15 g，6～15 岁用 15～20 g，15 岁以上用 20～25 g。

【适应证】口腔溃疡。

小茴香

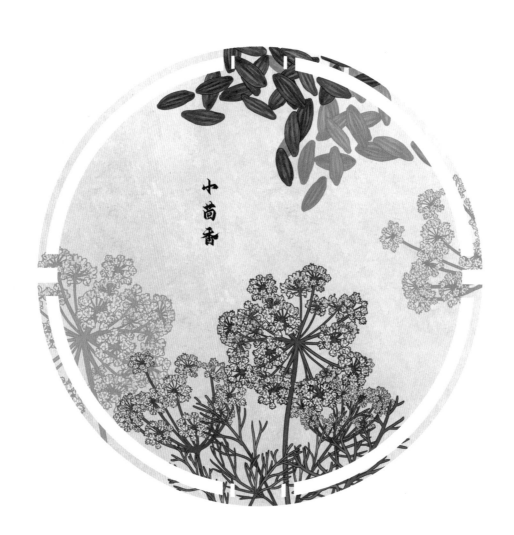

小茴香

小茴性温，能除疝气；腹痛腰疼，调中暖胃

【性味】味辛，性温。

【归经】归肝、肾、脾、胃经。

【功效】散寒止痛，理气和胃。

【主治】寒疝腹痛，睾丸偏坠，痛经，少腹冷痛，脘腹胀痛，食少吐泻。盐小茴香暖肾散寒止痛。用于寒疝腹痛，睾丸偏坠，经寒腹痛。

【用法用量】内服：煎汤，3～6 g；或入丸、散。

外用：适量，研末调敷；或炒热温熨。

【注意事项】阴虚火旺者禁服。

小茴香，别名怀香、怀香籽、香丝菜等，为伞形科植物茴香 *Foeniculum vuLgare Mill.* 的干燥成熟果实。秋季果实初熟时采割植株，晒干，打下果实。以粒大饱满、黄绿色、气味浓者为佳。分布于中国内蒙古、甘肃、山西等地。

小茴香有特异香气

小茴香始载于唐本草。苏颂说，北人呼为茴香，声相近为怀香。北朝梁国本草学家陶弘景有云："煮臭肉下少些，既无臭气。臭酱入末亦香，故曰茴香。"小茴香具有强烈香气，能祛除臭味，李时珍的《本草纲目》载有"夏月祛蝇辟臭，食料宜之"。《药类法象》亦有"破一切臭气"的说法。小茴香味辛性温，气芳香，温通之力较强，有温肝肾、暖胃、散寒等功效。

化学成分与药理研究

小茴香果实所含挥发油的组成很复杂，主要成分为反式-茴香脑，其次为柠檬烯、小茴香酮等。小茴香的药理研究如下：

抗溃疡　小茴香以 600 mg/kg 十二指肠或口服给药，对大鼠胃液分泌的抑制率约 38.9%，对胃溃疡大鼠胃液分泌的抑制率为 34.9%，而对应激性溃疡胃液分泌的抑制率为 33.8%。

利胆　小茴香有利胆作用，能促进胆汁分泌，并使胆汁固体成分增加。

抗菌　小茴香挥发油对真菌孢子、鸟型结核杆菌、金黄色葡萄球菌等有灭菌作用。

中枢麻痹 小茴香挥发油、茴香脑对青蛙都有中枢麻痹作用，对蛙心肌初始稍有兴奋，接着引起麻痹。

对气管的作用 小茴香挥发油对豚鼠气管平滑肌有松弛作用，将挥发油溶于 12% 乙醇给麻醉豚鼠灌胃，可使气管内液体分泌增加。

对肝的作用 对部分肝摘除大鼠，给小茴香挥发油 10 日，肝组织再生增加，肝的重量比对照组增加。

性激素样作用 雄大鼠给小茴香丙酮浸出物 15 日，睾丸、输精管的总蛋白含量减少，精翼和前列腺的总蛋白则明显增加。

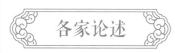

各家论述

《唐本草》 叶似老胡荽极细，茎粗，高五六尺，丛生。

《本草图经》 七月生花，头如伞盖，黄色，结实如麦而小，青色。

《本草蒙筌》 小茴香，家园栽种，类蛇床子，色褐轻虚。

《本草纲目》 茴香宿根深，冬生苗，作丛，肥茎丝叶。

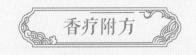
香疗附方

1. 小茴香热敷

【组成及用法】取小茴香、生姜、大葱各等份，捣碎后炒热装入布袋，趁热熨脐下，袋冷即换。每次 30～40 分钟，每日 2 次。

【适应证】阳痿。

2. 茴盐制方

【组成及用法】取净小茴香，照先拌盐水后炒药法用文火炒至微黄色，有香气时，取出。每 100 kg 小茴香，用食盐 2 kg。

【适应证】疝气疼痛，睾丸坠痛及肾虚腰痛。

3. 小茴香热袋熨

【组成及用法】小茴香、干姜、艾叶、川椒各 10 g，熟附子 6 g，共为细末。再用鲜生姜 20 g 捣烂拌上药末，装纱布袋内敷肚脐，上面以热水袋熨之，保持一定的温度，昼夜连续敷贴。

【适应证】小儿腹泻。

4. 止痛膏

【组成及用法】小茴香 60 g，水菖蒲 120 g，干姜 12 g，樟脑 90 g，松香 300 g。前三味药研细末，先将松香熔化，加入樟脑及诸药末，搅拌均匀，制成膏药。使用时将膏药软化贴于患处。每日在贴膏药处热熨 1～2 次，每次 15～30 分钟。

【适应证】风湿性关节炎、类风湿性关节炎、肩周炎、强直性脊柱炎、增生性关节炎、腰椎间盘突出引起坐骨神经痛等。

花　椒

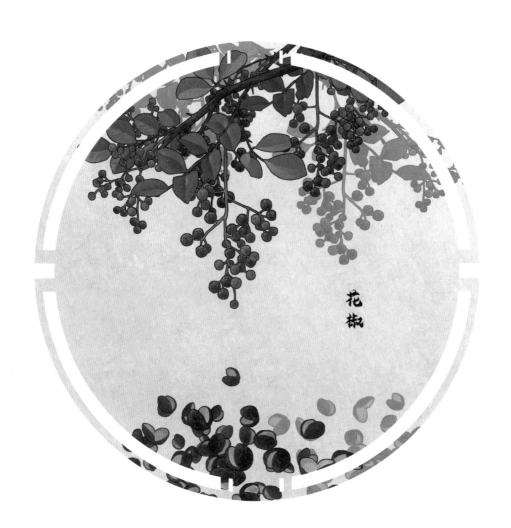

花椒

花椒，别名香椒、大花椒、椒目等，为芸香科植物青椒 *Zanthoxylum schinifolium* Sieb. et Zucc 或花椒 *Zanthoxylum bungeanum* Maxim. 的干燥成熟果皮。秋季采收成熟果实，晒干，除去种子和杂质。以鲜红、光艳、皮细、均匀、无杂质者为佳。分布于中国河北、山西、陕西、甘肃、河南等地。

川椒辛热，祛邪逐寒；明目杀虫，温而不猛

【**性味**】味辛，性温。

【**归经**】归脾、胃、肾经。

【**功效**】温中止痛，杀虫止痒。

【**主治**】脘腹冷痛，呕吐泄泻，虫积腹痛；外治湿疹，阴痒。

【**用法用量**】内服：煎汤，2.5～7.5 g；或入丸、散。外用：研末调敷或煎水浸洗。

【**注意事项**】

（1）阴虚火旺者忌服。

（2）孕妇慎服。

花椒气香

花椒气香，味微甜而辛，原产于中国，最早作为香料使用，历史非常悠久。1600 多年前的《华阳国志·蜀志》记载蜀人爱用花椒"尚滋味，好辛香"。古人没有香水，为了让房间充满芳香气息，就在装修房子用的泥土中加入花椒面，这样做的房子既能香气四溢，又能杀虫卫生，这样的房子，古人称之为"椒房"。花椒的药用价值也很高。《诗经·周颂》曰："有椒之馨，胡考之宁"，意思是常闻花椒香气可以使人长寿。最早的药物学专著《神农本草经》将花椒列为上品。花椒味辛温，有特殊的麻味，可以温阳散寒，理气止痛，除湿，杀虫，解鱼腥毒。

化学成分与药理研究

花椒的化学成分主要为花椒挥发油，内有柠檬烯、枯醇、牻牛儿醇等。另有甾醇、不饱和有机酸。花椒的药理研究如下：

镇痛　花椒水提物和醚提物对乙酸引起的小鼠扭体反应有明显的抑制作用，其中醚提物的作用较水提物强且呈剂量依赖性。

抗菌　花椒挥发油对 11 种皮肤癣菌和 4 种深部真菌都有抑制和杀灭作用，其中羊毛样小孢子菌和红色毛癣菌最敏感。

驱虫 花椒所含挥发油在保温的格林液中能使猪蛔虫严重中毒，其含有牻牛儿醇对豚鼠蛔虫有驱虫作用。

解痉 花椒所含挥发油对气管平滑肌和子宫平滑肌具有很强的解痉作用。

抗炎 花椒水提物小鼠灌服能抑制耳郭肿胀、足跖肿胀及毛细血管通透性的增高，对胃溃疡模型具有抗溃疡的作用。

局麻 花椒的水浸液、挥发油能阻断蟾蜍离体坐骨神经冲动，降低兴奋性，有近似普鲁卡因的局麻作用。

各家论述

《神农本草经》 主风邪气，温中，除寒痹，坚齿发，明目。

《日华子本草》 破癥结，开胃，治天行时气温疾，产后宿血，治心腹气，壮阳，疗阴汗，暖腰膝，缩小便。

《本草纲目》 椒，纯阳之物，其味辛而麻，其气温以热。

《药性论》 治恶风，遍身四肢顽痹，口齿浮肿摇动；主女人月闭不通，治产后恶血痢，多年痢，主生发，疗腹中冷痛。……治头风下泪，腰脚不遂，虚损留结，破血，下诸石水，腹内冷而痛，除齿痛。

香疗附方

1. 腹痛填脐方

【组成及用法】花椒、胡椒各 5 g，生姜 3 片。将二椒研为细末，生姜捣烂，加米醋调为稀糊状，外敷于肚脐及双足涌泉穴处，敷料揿盖，胶布固定。每日换药 1 次，连续 2～3 日。

【适应证】腹痛。

2. 风火牙痛方

【组成及用法】露蜂房、野菊花、薄荷叶、香白芷、川花椒。将上药以清水 300 mL 煎至剩汁约 200 mL 时过滤，待微温后取适量含漱，每隔 1 小时 1 次。

【适应证】风火牙痛。

3. 花椒敷脐方

【组成及用法】花椒 10 g，胡椒 3 g，二味共研细粉，用白酒调成糊状，敷于脐眼，外用伤湿止痛膏封闭，每日 1 次。

【适应证】痛经。

4. 椒茱汤

【组成及用法】花椒、吴茱萸、蛇床各 50 g，藜芦 25 g，陈茶一撮，烧盐 100 g。水煎熏洗。

【适应证】妇人阴痒。

5. 花椒熏洗

【组成及用法】花椒 1 把，装入小布袋中，扎口，用开水泡于盆中，先用热气熏洗患处，待水温降到不烫，再行坐浴。全过程约 20 分钟，每日早晚各 1 次。

【适应证】痔疮。

荜茇

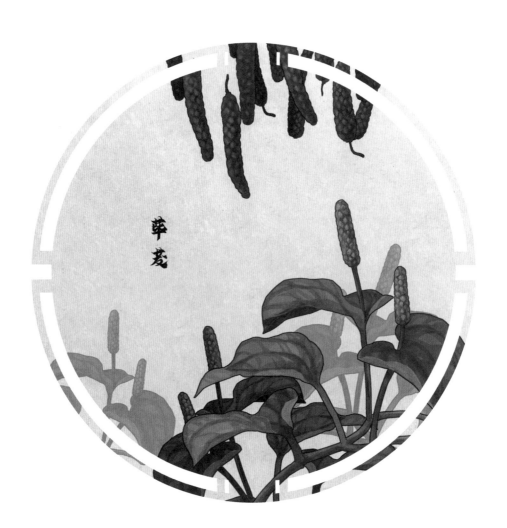

荜茇味辛，温中下气；霍乱泻痢，散寒止痛

【性味】味辛，性热。

【归经】归胃、大肠经。

【功效】温中散寒，下气止痛。

【主治】脘腹冷痛，呕吐，泄泻，寒凝气滞，胸痹心痛，头痛，牙痛。

【用法用量】内服：煎汤，1～3 g；或入丸、散。
外用：适量，研末搐鼻；或为丸纳龋齿孔中，或浸酒擦患处。

【注意事项】实热郁火、阴虚火旺者均忌服。

荜茇别名毕勃、荜拔、鼠尾等，为胡椒科植物荜茇 *Piper longum* L. 的干燥近成熟或成熟果穗。果穗由绿变黑时采收，除去杂质，晒干。以肥大、饱满、味浓者为佳。分布于中国云南东南至西南部，广西、广东和福建等地。

荜茇香气特异

荜茇有特异香气，味辛辣。《本草乘雅半偈》记载："九月采实曝干，南人爱其辛芳，取叶生茹之。舶上来者，色臭更胜也。"段成式言："青州防风子，可乱荜茇，但形短耳。修事，去挺用头，醋浸一宿，焙干，刮去皮粟子令净，否则伤人肺，令人上气也。"荜茇可作调味品，并被列入芳香类调味品，主要取其矫味增香作用。

化学成分与药理研究

荜茇的化学成分主要为挥发油、氨基酸、生物碱及酰胺类。荜茇的药理研究如下：

改善心肌代谢　荜茇挥发油能提高减压及常压条件下小鼠的耐缺氧能力，增加心肌营养血流量和冠脉流量，改善心肌代谢。

抗菌　荜茇所含的挥发油对金黄色葡萄球菌、枯草杆菌、蜡样芽孢杆菌、痢疾杆菌、伤寒沙门菌、卵黄色八叠菌、流感病毒等都有抑制作用。

镇静、抗惊厥　荜茇大鼠腹腔注射能显著对抗戊四氮所致惊厥、电惊厥和"听源性发作"。

抗炎　荜茇挥发油可以改善急性胰腺炎大鼠胰腺病理损伤，下调血清淀粉酶水平，对急性胰腺炎起到一定的缓解作用。

保护肝脏　荜茇能促进肝糖原的分解，同时升高大鼠单位体质量摄入能、消化能和可代谢能，进而促进大鼠肝脏能量代谢。

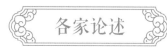

各家论述

《**本草纲目**》　荜茇为头痛、鼻渊、牙痛要药，取其辛热能入阳明经散浮热也。

《**本草求真**》　荜茇，气味辛热。凡一切风寒内积，逆于胸膈，而见恶心呕吐；见于下部，而见肠鸣、冷痢、水泻；发于头面，而见齿牙头痛、鼻渊；停于肚腹，而见中满痞塞疼痛，俱可用此投治，以其气味辛温，则寒自尔见除。

《**日华子本草**》　治霍乱，冷气，心痛血气。

《**本草图经**》　治气痢神良。

《**本草衍义**》　多服走泄真汽，令人肠虚下垂。

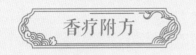

香疗附方

1. 灭疥洗剂

【组成及用法】苦参、生百部、蛇床子、野菊花各30 g，花椒、荜茇、黄芩各20 g，公丁香10 g。每日1剂，将上药水煎洗患处，每次约20分钟，每日1次，5日为1个疗程。治疗时期，应予以隔离，衣物要注意消毒。

【适应证】疥疮。

2. 腰痛方

【组成及用法】丁香、荜茇、干姜、牡蛎各适量烧灰，放于手心中，以唾液调成泥状，握于手中，直至暖汗出。

【适应证】寒湿腰痛。

3. 荜茇酒

【组成及用法】取荜茇30 g加入500 g黄酒中，浸泡10日，每次服10 mL，日服3次。

【适应证】脾胃虚寒型胃痛。

4. 细辛荜茇含嗽水

【组成及用法】佛细辛6 g，荜茇9 g，加水200 mL，水煎100 mL，每半小时含嗽一次。因药味辛辣，此方不宜内服。

【适应证】龋齿、牙根周围炎、牙髓炎、冠周炎等引起的牙疼。

5. 荜茇丸

【组成及用法】胡椒、荜茇等份。为末，蜡丸，麻子大。每用1丸，塞牙齿蛀孔中。

【适应证】龋齿、牙痛。

补骨脂

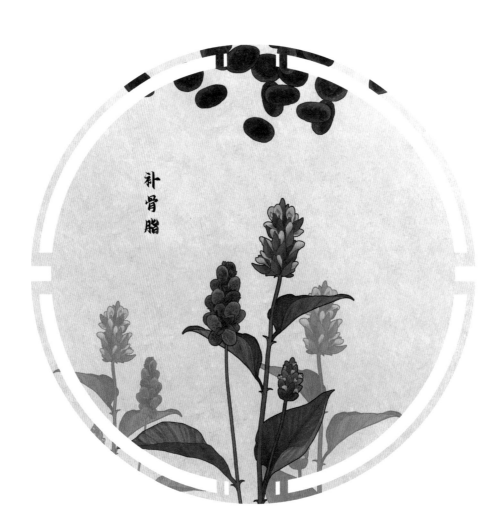

补骨脂

补骨脂温，腰膝酸痛；兴阳固精，盐酒炒用

【性味】味辛、苦，性温。

【归经】归肾、脾经。

【功效】温肾助阳，纳气平喘，温脾止泻；外用消风祛斑。

【主治】肾阳不足，阳痿遗精，遗尿尿频，腰膝冷痛，肾虚作喘，五更泄泻；外用治白癜风，斑秃。

【用法用量】内服：煎汤，6～10 g。外用20%～30%酊剂涂患处。

【注意事项】阴虚火旺及大便秘结者忌服。

补骨脂，别名破故纸、补骨鸱、婆固脂、胡韭子等，为豆科一年生草本植物补骨脂 Psoralea corylifolia L. 的成熟果实。秋季果实成熟时采收果序，晒干，搓出果实，除去杂质。以气微香、味苦、粒大、色黑、饱满、坚实、无杂质者为佳。分布于中国四川江津、合川、全堂，河南商丘、新乡、博爱、沁阳、信阳，陕西兴平，安徽阜阳、六安等地。

补骨脂微有香气

补骨脂性温，微有香气，始载于《开宝本草》，因其能补肝壮肾，益精填髓，故名本品以其形、其色、其气、其味入药，其色黑入下焦，其豆形如肾，入肾；其气香、其味辛，性温，故补肾助阳，主冷劳诸劳，风虚冷，腹中冷，骨髓伤败。《本草纲目》记载："治肾遗，通命门，暖丹田，敛精神"。补骨脂虽有暖丹田之力，但也有香药之辛香燥烈，伤阴助火之弊，若使用不当，亦会出现阴虚火旺、肠燥不通的现象，正如《得配本草》所言："阴虚下陷，内热烦渴，眩晕气虚，怀孕心胞热，二便结者禁用。"

化学成分与药理研究

补骨脂含有香豆素类、黄酮类、单萜酚类、脂类、豆固醇、胡萝卜苷、三十烷、葡萄糖，此外还含有挥发油、树脂、皂苷、不挥发萜类油、有机酸、糖苷等。补骨脂的药理研究如下：

性激素样作用 补骨脂可促进小鼠子宫发育，增长体重，改变其血清雌激素、黄体生成素和尿促卵泡素水平，具有一定的植物雌激素活性。

抗骨质疏松　补骨脂改善去卵巢骨质疏松症大鼠的骨密度，升高血清、骨钙素，降低血清肿瘤坏死因子。

平喘　补骨脂中补骨脂总香豆素可延长卵蛋白、组胺致哮喘模型豚鼠的呼吸困难潜伏期，降低动物死亡率。

调节免疫　补骨脂增加小鼠胸腺指数和脾脏指数；提高环磷酰胺致免疫低下模型小鼠或正常小鼠白细胞；提高红细胞和血小板数。

调节肠运动　补骨脂增强正常小鼠肠道蠕动，缩短通便时间，促进排便。

抗肿瘤　补骨脂具有良好的抗肿瘤作用，能够体外抑制乳腺癌、前列腺癌、肺癌、胃癌、肝癌、白血病等肿瘤细胞，作用机制与抑制肿瘤细胞增殖、抑制肿瘤细胞转移、诱导肿瘤细胞凋亡、抑制肿瘤血管内皮生成、逆转多药耐药等多个环节密切相关。

改善心血管功能　补骨脂乙素能扩张动物离体心脏的冠状动脉；对抗脑神经垂体后叶素对冠状动脉的收缩；加强豚鼠、大鼠的心肌收缩力；对抗乳酸引起的蛙心心力衰竭。

抗菌　补骨脂体外作用 30 分钟能使阴道毛滴虫虫体死亡。补骨脂中的补骨脂乙素作用，以及补骨脂二氢黄酮甲醚作用发挥，都能够让抗金黄色葡萄球菌与表皮葡萄球菌作用得到充分发挥，两者的抗菌作用较为明显。

各家论述

《药性论》　主男子腰痛，膝冷囊湿，逐诸冷痹顽，止小便利，腹中冷。

《玉楸药解》　收敛滑泄、遗精、带下、尿多、便滑诸证。

《开宝本草》　治五劳七伤，风虚冷，骨髓伤败，肾冷精流，及妇人血气堕胎。

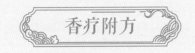

香疗附方

1. 补骨菟丝枸杞枕

【组成及用法】肉桂、肉苁蓉、补骨脂、菟丝子、熟地黄各 250 g，当归、川芎、枸杞子、女贞子、茴香各 150 g。将上药分别晒干或烘干，研成粗末，混匀后装入枕芯，制成药枕。

【适应证】肾虚失眠。

2. 补骨脂药熨疗法

【组成及用法】大葱适量，肉桂 20 g，干姜 45 g，补骨脂、吴茱萸各 15 g。先将后四药捣为细末，再入大葱同捣烂，和匀，装入药袋，置于神阙、关元、气海穴上，以熨斗热熨 5 分钟，再覆以热水袋温熨 30 分钟以上。每晚临睡前熨贴 1 次。

【适应证】久泻不止、五更泻等症。

3. 药棉肚兜

【组成及用法】补骨脂、吴茱萸、煨肉豆蔻、附子、五灵脂、炒蒲黄、赤石脂、罂粟壳各 30 g，五味子、白芍各 20 g，乌药 60 g，共为细末，制成棉肚兜，穿在身上，护住脐部及下腹部，日夜不去，以病愈为度。

【适应证】慢性虚寒性腹泻腹痛，如慢性肠炎、结肠炎等。

益智仁

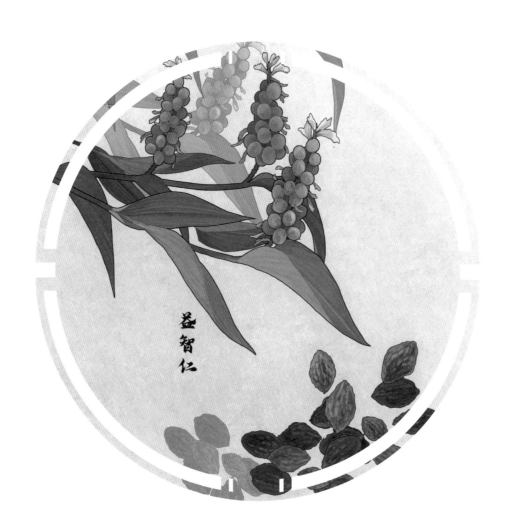

益智仁

益智辛温，安神益气；遗溺遗精，呕逆皆治

【性味】味辛，性温。

【归经】归脾、肾经。

【功效】暖肾固精缩尿，温脾止泻摄唾。

【主治】肾虚遗尿，小便频数，遗精白浊，脾寒泄泻，腹中冷痛，口多唾涎。

【用法用量】内服：煎汤，3～10 g；或入丸、散。

【注意事项】益智温燥，伤阴助火，故阴虚火旺，或因热而患遗精、尿频、尿崩等病症者均忌服。

益智仁，别名益智子、益忘子、英华库等，为姜科多年生草本植物益智 *Alpinia oxyphylla* Miq. 的成熟果实。5～6 月间果实呈褐色、果皮茸毛减少时采摘，除去果柄，晒干。以粒大、色黑、饱满、坚实、无杂质者为佳。分布于中国海南屯昌、澄迈、保亭、琼中等地。

益智香气特异

益智仁有特异香气，暖脾胃而和中，助肾阳而固下，又善温脾而摄涎唾，李时珍谓："脾主智，此物能益脾胃故也"。益智始载于《开宝本草》，以后本草均有收载。

化学成分与药理研究

益智仁含有二苯庚体类、类倍半萜类、多种挥发油类（包括油酸、亚油酸、棕榈酸、香草酸、3，5-二羟基-4-甲氧基苯甲酸、γ-榄香烯等）。益智仁的药理研究如下：

抗菌 益智仁对小麦赤霉病菌、烟草赤星病菌、马铃薯干腐病菌和马铃薯枯萎病菌均具有抑制生长的作用，抑菌强度与浓度呈正相关。

改善糖尿病肾病 益智仁可控制诱导型一氧化氮合酶的活性和线粒体调控相关的早老素相关菱形样蛋白的表达，从而改善糖尿病肾病症状。

改善阿尔兹海默病 益智仁可改善阿尔兹海默病小鼠空间记忆能力，降低海马和皮质中丙二醛和总胆碱酯酶的浓度，并增加超氧化物歧化酶和谷胱甘肽过氧化物酶的活性，使海马层神经元损伤得以恢复，起到治疗阿尔兹海默病的作用。

改善肠胃功能 益智仁可使腺苷环化酶、环磷酸腺苷含量升高，从而改善胃寒的症状。

    抗肿瘤   益智仁中二苯庚烷类成分和黄酮类成分是其发挥抗肿瘤作用的主要药效物质基础。

各家论述

    《本草备要》 能涩精固气，温中进食，摄涎唾，缩小便，治呕吐泄泻，客寒犯胃，冷气腹痛，崩带泄精。

    《本经逢原》 益脾胃，理元气，补肾虚滑精，胃虚多唾，女人崩漏。

    《本草纲目》 遗精虚漏，小便余沥，益气安神，补不足，安三焦，调诸气。

芳香本草

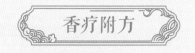

1. 遗精早泄药带

【组成及用法】取金樱子 10 g，生牡蛎 20 g，芡实、莲子肉、益智仁、白蒺藜各 15 g，共研细末，作成药带，缚于腰间及下腹部。

【适应证】遗精、早泄。

2. 小沉香丸

【组成及用法】沉香 30 g，香附子（去毛炮）90 g，甘草（炙）70 g，舶上丁香皮 120 g，缩砂仁 20 g，益智仁（微炒）60 g，甘松（去土）180 g，蓬莪术（煨）20 g。上为细末，汤浸钲饼为丸，如梧桐子大。每服 30～40 丸，食后温生姜汤下，或嚼破更妙。

【适应证】饮酒后干呕痰涎，气噎痞闷，宜服之。

陈 皮

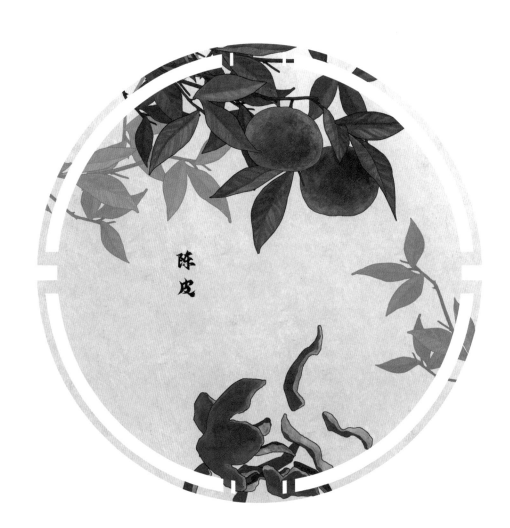

陈皮

陈皮辛温，顺气宽膈；留白和胃，消痰去白

【性味】味苦、辛，性温。

【归经】归肺、脾经。

【功效】理气健脾，燥湿化痰。

【主治】脘腹胀满，食少吐泻，咳嗽痰多。

【用法用量】内服：煎汤，6～10 g；或入丸、散。

【注意事项】气虚体燥、阴虚燥咳、吐血及内有
实热者慎服。

陈皮，别名橘皮，为芸香科植物橘 Citrus reticulata Blanco 及其栽培变种的干燥成熟果皮。采摘成熟果实，剥取果皮，晒干或低温干燥。以片大、色鲜、油润、质软、香气浓、味甜苦辛者为佳。分布于中国福建、台湾、广东、广西等地。

陈皮气芳香

陈皮，始载于《神农本草经》，原名"橘皮"，因新鲜的橘皮味较辛辣，入药以陈久而保存香气者为好，故称陈皮。陈皮经过了岁月的陈放，烈气全消，性味变得柔和，可以直接泡水喝。从功效上来说，陈皮在陈放的过程中，所含有的刺激性挥发油逐渐挥发掉，同时通过缓慢的发酵产生了更多的药用成分。陈皮辛散苦降而温通，芳香入脾肺，温和不峻。长于理气健脾、燥湿化痰、降逆止呕止咳。陈皮为脾经气分药，既可用于脾胃气滞、胸腹胀满、食少吐泻，又可治痰湿阻肺、咳喘痰多。

化学成分与药理研究

陈皮的化学成分主要为挥发油、右旋柠檬烯、枸橼醛等，并含橙皮苷、新橙皮苷、柑橘素、川陈皮素、二氢川陈皮素等。陈皮的药理研究如下：

抑制胃肠平滑肌运动 陈皮煎剂及甲基陈皮苷能抑制离体小肠运动。静脉注射对在体胃肠运动亦表现抑制效果，作用虽比肾上腺素弱，但较持久。此作用可被乙酰胆碱所拮抗。

抑酸护胃 皮下注射甲基橙皮苷对结扎幽门引起的大白鼠胃溃疡不仅有明显的抑制胃溃疡效果，而且能抑制胃液分泌。

护肝　陈皮的甲醇提取物对 α-萘基异硫氰酸酯引起的大鼠肝损害有保护作用，还能抑制作为肝实质损害参数的肝内酶的释放。

利胆　给麻醉大鼠皮下注射甲基橙皮苷 100 mg/kg 或 500 mg/kg，可增加胆汁及胆汁内固体物质的排泄量。

祛痰、平喘　陈皮所含挥发油有刺激性祛痰作用，对支气管有扩张作用。

抗炎、抗过敏　橙皮苷与甲基橙皮苷均有维生素 P 样作用。陈皮水提物和挥发油可显著抑制致敏家兔肺组织释放慢反应物质且对慢反应物质所致豚鼠离体回肠收缩有阻断作用。

改善心血管功能　以陈皮注射剂对家猫静脉给药后，可以显著增加其心输出量和心脏收缩幅度，增加脉压差，提高心脏指数、心搏指数、左心室做功指数。

降血脂　磷酰橙皮苷对实验性高血脂兔有降低血清胆固醇作用。

各家论述

《**本草纲目**》　苦能泄能燥，辛能散，温能和，其治百病，总是取其理气燥湿之功。

《**神农本草经**》　气味苦辛平无毒，主治胸中瘕热，逆气，水谷。久服去臭，下气通神。

《**药性赋**》　味辛、苦，性温，无毒。可升可降，阳中之阴也。其用有二：留白者补胃和中，去白者消痰泄气。

《**景岳全书**》　泻脾胃痰浊，肺中滞气，消食开胃，利水通便，吞酸嗳腐，反胃嘈杂，呃逆胀满堪除，呕吐恶心皆效。通达上下，解表除虫，表里俱宜。痈疽亦用，尤消妇人乳痈，并解鱼肉诸毒。

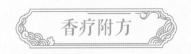

1. 陈皮双花茶

【组成及用法】取玫瑰花、金银花、陈皮各 6 g，茉莉花、甘草各 3 g，加水放到茶壶里煮开。

【适应证】肝气郁结和肝火型失眠。

2. 便秘膏

【组成及用法】大黄、玄明粉、生地、当归、枳实各 30 g，陈皮、木香、槟榔、桃仁、红花各 15 g 将上药研成细粉，每次 20 g 用蜂蜜调成膏贴肚脐两日 1 换。

【适应证】便秘。

3. 陈皮贴敷

【组成及用法】取大黄、黄柏、姜黄、白芷各 15 g，天南星、陈皮、苍术、厚朴、甘草各 10 g，天花粉 20 g，将上药共研细末混匀，用食醋调成糊状，敷贴于腹部压痛部位。敷贴范围应超过腹部压痛范围 3～5 cm，厚度约 0.8 cm。每日换药 1 次，3～5 日为一个疗程。

【适应证】胰腺炎。

4. 陈皮酒

【组成及用法】把洗净晒干的橘子皮适量浸泡在白酒中，大约 20 日之后就可以饮用。如果浸泡时间稍长，酒味更佳。

【适应证】长期抽烟、咳嗽痰多之人。

5. 陈皮茶

【组成及用法】把清洗干净的橘子皮切成丝、丁或块。用时可以单独用开水冲泡，也可以和茶叶一起饮。

【适应证】长期伏案工作，胃口不开、精神倦怠之人。

青　皮

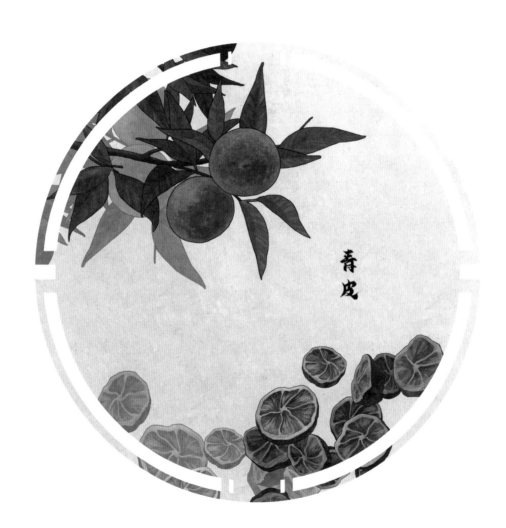

青皮

青皮苦温，能攻气滞；削坚平肝，安胃下食

【性味】味苦、辛，性温。

【归经】归肝、胆、胃经。

【功效】疏肝破气，消积化滞。

【主治】胸胁胀痛，疝气疼痛，乳癖，乳痈，食积气滞，脘腹胀痛。

【用法用量】内服：煎汤，3～10 g；或入丸、散。

【注意事项】气虚者慎服。

青皮，别名青橘皮、青柑皮等，为芸香科植物橘 *Citrus reticulata* Blanco 及其栽培变种的干燥幼果或未成熟果实的果皮。一般在春末夏初时采收，但亦有延长至秋季采摘者。除净内瓤，晒干即得。以坚实、个整齐、皮厚、香气浓者为佳。分布于中国江苏、安徽、浙江、江西、台湾、湖北、湖南、广东、广西、海南、四川、贵州、云南等地。

青皮气香

青皮气香，味苦、辛，其味辛能行，芳香走窜，故能调畅气机，治疗肝气郁结，脾胃气滞等气机不通所致的多种疾患。青皮是未成熟果实的果皮，长于破气而疏肝经郁滞，性较峻烈，行气力猛；陈皮是成熟果实的果皮，长于理脾化痰，用于脾胃气滞，性温和而不峻，行气力缓。用于肝郁气滞时应选择青皮，醋炙青皮疏肝止痛力更强。时珍曰："青橘皮古无用者，至宋时医家始用之，其色青气烈，味苦而辛，治之以醋。所谓肝欲散，急食辛以散之，以酸泄，以苦降之也。陈皮浮而升，入脾肺气分。青皮沉而降，入肝胆气分。一体二用，物理自然也。"元代名医王好古曰："陈皮治高，青皮治低，与枳壳治胸膈，枳实治心腹。"

化学成分与药理研究

青皮的化学成分主要为挥发油，油中含柠檬烯、芳樟醇等，尚含橙皮苷等黄酮类成分。青皮的药理研究如下：

解痉 青皮煎剂可对抗乙酰胆碱、氯化钡所致的离体兔肠的痉挛性收缩，能明显抑制十二指肠的收缩，其松弛平滑肌的作用较陈皮强。

强心和升压　青皮注射液对心室收缩幅度有增强作用。静脉注射对多种实验性休克，如失血性休克、外伤性休克、中毒性休克均有治疗作用。

祛痰平喘　青皮挥发油有祛痰作用，有效成分为柠檬烯，可对抗组胺引起的支气管收缩。

兴奋平滑肌　青皮注射液能降低离体豚鼠胃、肠、胆囊及小鼠子宫的紧张性收缩，并使膀胱平滑肌兴奋。

抗过敏　青皮对豚鼠和家兔的急性过敏性休克及组胺性休克，均具一定的保护和预防作用。

利胆　显著增加胆汁流出量，并舒张胆囊平滑肌。

各家论述

《**医学启源**》　厥阴、少阳之分有病用之。破坚癖，散滞气，去下焦诸湿，左胁有积气。

《**本草纲目**》　治胸膈气逆，胁痛，小腹疝气，消乳肿，疏肝胆，泻肺气。

《**本草备要**》　除痰消痞，治肝气郁结，胁痛多怒，久疟结癖，疝痛，乳肿。

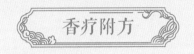

香疗附方

1. 青皮洗眼

【组成及用法】青皮 25 g，芒硝 25 g，煎 3 大碗水，于每日晨时、午时、酉时分 3 次洗眼，重则天天洗，轻则每周 1～2 次。按摩眼部，回转眼睛 20 次，回转颈椎 50 次。

【适应证】男女老幼各种眼病。

2. 青苏茶

【组成及用法】青皮 5 g，紫苏叶、白芥子、花茶、龙胆草各 3 g，当归尾 2 g，用前几味药的煎煮液 350 mL 泡茶饮用，冲饮至味淡。

【适应证】肝气不和，胁肋刺痛如击如裂者。

3. 麦芽青皮饮

【组成及用法】生麦芽 30 g，青皮 10 g。

【适应证】因肝气郁结、横逆犯胃而引起的两胁疼痛作胀、纳食不佳等症。

4. 青皮茴香茶

【组成及用法】青皮 5 g，小茴香、当归、川芎、胡芦巴各 2 g，花茶 3 g，用 300 mL 开水冲泡后饮用，冲饮至味淡。

【适应证】疝气、小腹疼痛。

川楝子

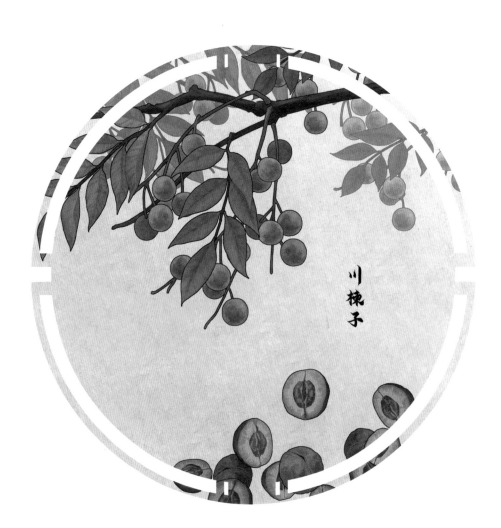

川楝子

棟子苦寒，膀胱疝气；中湿伤寒，利水之剂

【性味】味苦，性寒。

【归经】归肝、小肠、膀胱经。

【功效】疏肝泄热，行气止痛，杀虫。

【主治】肝郁化火，胸胁、脘腹胀痛，疝气疼痛，
虫积腹痛。

【用法用量】内服：煎汤，5～10 g。外用适量，
研末调涂。

【注意事项】脾胃虚寒者忌服。

川楝子，别名金铃子、仁枣、苦楝子、石茱萸等，为楝科植物川楝 *Melia toosendan* Sieb.et Zucc. 的干燥成熟果实。冬季果实成熟时采收，除去杂质，干燥。以个大、饱满、外皮色金黄、果肉色黄白者为佳。分布于中国甘肃、湖北、四川、贵州和云南等地。

川楝气特异

川楝子气特异，味酸苦，能借其特异的香气，行疏肝泄热、行气止痛之效。宋代药物学家苏颂编纂的《本草图经》中记载道："木高丈余，叶密如槐而长；三、四月开花，红紫色，芬香满庭间；实如弹丸，生青熟黄。"唐人道："楝花开后风光老，梅子黄时雨气浓"。楝子花，一簇一簇的，色紫带红，香气芬芳。楝子花亦可以作为药用，明代李时珍的《本草纲目》记载："楝子花焙干研末，外敷于患处，可以治疗热痱，主要是楝子花性味寒凉，能清热解毒。"

化学成分与药理研究

川楝子的主要成分是三萜类、挥发油、黄酮类、脂肪酸、酚酸类和多糖等化合物。川楝子生品和炮制品中挥发油的种类繁多、含量丰富。川楝子的药理研究如下。

驱虫 川楝子中的川楝素有驱蛔虫作用，对整条猪蛔虫及其节段有明显的兴奋作用，表现为自发活动增强，间歇地出现异常的剧烈收缩，运动的规律被破坏。川楝素还能使虫体三磷腺苷的分解代谢加快，造成能量的供不应求而导致收缩性痉挛而疲劳，最后使虫体不能附着肠壁而被驱出体外。

促进肠运动 川楝子有促进肠肌张力的作用，可引起痉挛性收缩而致腹痛腹泻，因

而驱蛔虫时可不另用泻药。

抑制呼吸中枢　大剂量川楝素能引起呼吸衰竭，主要是由于其对呼吸中枢的抑制作用。中枢兴奋药尼可刹米对川楝素引起的呼吸抑制有轻微的对抗作用。

抗真菌　苦楝子醇浸液有较强的抑制真菌作用。

 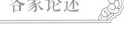

　　《本草纲目》　导小肠膀胱之热，因引心胞相火下行，故心腹痛及疝气为要药。

　　《医林纂要》　泻心火，坚肾水，清肺金，清肝火。核：怡疝，去痼冷。

　　《本草求原》　治淋病茎痛引胁，遗精，积聚，诸逆冲上，溲下血，头痛，牙宣出血，杀虫。

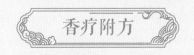

1. 胃痛熨剂

【组成及用法】川椒、川乌、草乌、小茴香、吴茱萸、香附各 10 g，川芎、丁香、川楝子延胡索各 15 g。共研细末。用白酒适量拌匀。放锅中炒至微黄，布包，趁热外熨胃脘疼痛处，药凉后加白酒少许继续炒热后重复热熨。每日 3～4 次，每剂药用 2 日，10 日为 1 个疗程，连续 2 个疗程。

【适应证】脾胃虚寒及血瘀所致胃痛。

2. 便秘足浴方

【组成及用法】川楝子、艾叶、高良姜、制香附、吴茱萸、生大黄各 15 g。上药加清水 1 500 mL，煎沸 5～10 分钟后，将药液倒入脚盆内，待温浸泡双足 30 分钟，每日 1 次。

【适应证】寒性或肝气犯胃而导致的便秘。

3. 失眠药枕

【组成及用法】白芷、川芎、当归各 200 g，薄荷 50 g，羌活、独活、黄芪、党参、熟地黄各 300 g，三七、补骨脂、川楝子各 100 g。将上述药烘干后制成粗末，装入枕头袋内，每晚卧时枕用。

【适应证】神经衰弱、失眠。

蛇床子

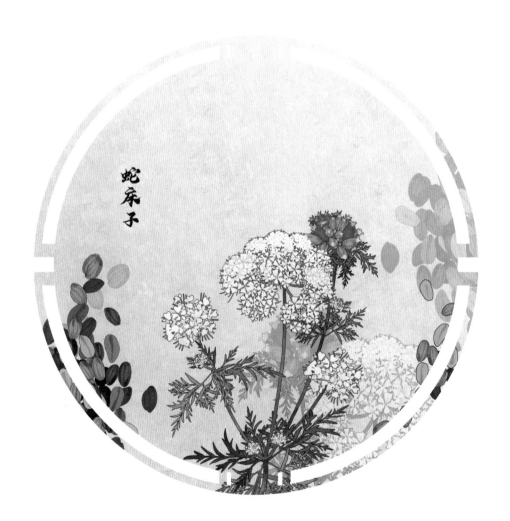

蛇床子

蛇床子益，苦能除湿；温能散寒，辛能润肾

【性味】味辛、苦，性温；有小毒。

【归经】归肾经。

【功效】燥湿祛风，杀虫止痒，温肾壮阳。

【主治】阴痒带下，湿疹瘙痒，湿痹腰痛，肾虚阳痿，宫冷不孕。

【用法用量】内服：煎汤，3～10 g。外用适量，多煎汤熏洗，或研末调敷。

【注意事项】
（1）湿热带下，肾阴不足，相火易动者忌用。
（2）精关不固者忌服。

蛇床子，别名野茴香、蛇米、蛇珠等，为伞形科植物蛇床 *Cnidium monnieri*（L.）Cuss. 的干燥成熟果实。夏、秋两季果实成熟时采收。摘下果实晒干；或割取地上部分晒干，打落果实，筛净或簸去杂质。以颗粒饱满、色灰黄、气味浓者为佳。分布于中国河北保定、邯郸、沧县，山东沾化，浙江金华、兰溪，江苏扬州、镇江、盐城、徐州，四川温江、金堂、崇庆，以及陕西、陕西、内蒙古等地。

蛇床子气香

蛇床子芳香之品，多性温燥，功善化湿。蛇床子气香，味辛温，入肾经，能祛肾经湿邪，治疗湿邪下注引起的阴痒带下等疾病。《神农本草经》记载其作用为："主男子阴痿湿痒，妇人阴中肿痛，除痹气，利关节，癫痫，恶疮。久服轻身。"据查，蛇床子在唐代即为扬州入贡之品，在《千金翼方》中即有记载。

化学成分与药理研究

蛇床子所含主要化学成分为香豆素类及挥发油。蛇床子的药理研究如下：

改善心血管系统功能　蛇床子抗心律失常，抗高血压，抗心肌纤维化。

改善神经系统功能　蛇床子对脑缺血-再灌注损伤有保护作用；镇静催眠作用；改善学习记忆功能。

抗肿瘤　蛇床子素是蛇床子中含量较高的香豆素成分，蛇床子素对肺腺癌和肺鳞癌的体内活性有抑制作用。有学者对蛇床子中一些香豆素成分进行了体外培养，发现它们在含量大于 5 mL 时均有抑制癌细胞增殖的作用。

抗骨质疏松　蛇床子能够提高骨质疏松大鼠的腰椎骨小梁体积分数，增加骨小梁数目及厚度，降低骨小梁分离度。

各家论述

《**本草经疏**》　蛇床子，味苦平，《别录》辛甘无毒。今详其气味，当必兼温燥，阳也。故主妇人阴中肿痛，男子阴痿湿痒，除痹气，利关节，恶疮。《别录》温中下气，令妇人子脏热，男子阴强，久服轻身，令人有子。盖以苦能除湿，温能散寒，辛能润肾，甘能益脾，故能除妇人男子一切虚寒湿所生病。寒湿既除，则病去身轻，性能益阳，故能已疾，而又有补益也。

《**本草新编**》　蛇床子，功用颇奇，内外俱可施治，而外治尤良。若欲修合丸散，用之于参、芪、归、地、山萸之中，实有利益，然亦宜于阴寒无火之人，倘阴虚火动者，服之非宜。

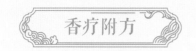 **香疗附方**

1. 气滞型胃痛敷贴方

【组成及用法】吴茱萸、杜仲、蛇床子、五味子、陈皮各 50 g，木香、丁香各 25 g。上药加水 2 000 mL 煎煮 10 分钟，滤取药液。将毛巾放入药水中浸湿，敷在患部。每次 20 分钟，每日 3 次，5 日为 1 个疗程。

【适应证】气滞型胃痛。

2. 湿疹中药香囊

【组成及用法】白芷、丁香、蛇床子各 50 g，苍术、艾叶、细辛、香附、硫黄各 25 g，冰片 15 g。上药除冰片外共研细末，过 80 目筛后将冰片研粉拌入混匀，30 g 为一包密封，用时放进香囊除掉密封袋。每年夏天来临，在湿疹患儿身上、床上或枕边各放置 1 个。若湿疹严重每月换 1 次药囊，症状不严重每 2 个月换 1 次。

【适应证】小儿湿疹。

3. 外阴瘙痒外洗方

【组成及用法】蛇床子、白鲜皮、黄柏各 50 g，荆芥、防风、苦参、龙胆草各 15 g，水煎熏洗。

【适应证】外阴瘙痒症。

4. 湿疹外洗方

【组成及用法】蛇床子、酱参、向矾各 30 g，川椒 10 g。水煎，蘸洗患部；或者蛇床子、百部、益母草各 40 g，苦参 60 g，水煎成 1 000 mL 药液，加入白矾、硫黄各 40 g，外洗患处，每日 2～3 次。

【适应证】湿疹。

柏子仁

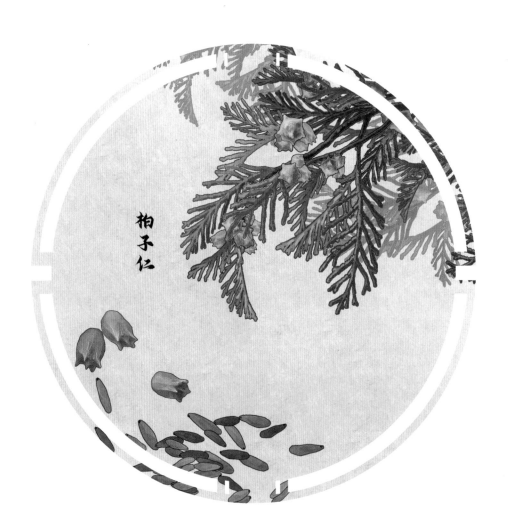

柏子仁

柏子味甘，补心益气；敛汗润肠，安魂定魄

【性味】味甘，性平。

【归经】归心、肾、大肠经。

【功效】养心安神，润肠通便，止汗。

【主治】阴血不足，虚烦失眠，心悸怔忡，肠燥便秘，阴虚盗汗。

【用法用量】内服：煎汤，3～10 g；或入丸、散。

【注意事项】便溏及多痰者慎用。

柏子仁，别名柏实、柏树子、柏子、柏仁、侧柏子、侧柏仁等，为柏科常绿乔木植物侧柏 *Platycladus orientalis*（L.）Franco 的干燥成熟种仁。秋、冬二季采收成熟种子，晒干，除去种皮，收集种仁。以颗粒饱满、黄白色、油性大而不泛油、无皮壳杂质者为佳。分布于中国山东安丘、陵山、淄川、费县，河南淅川、卢氏、灵宝、淇县，河北平山、迁安、唐县、涞水、武安等地。

柏子仁气清香

柏子仁气清香，《本草纲目》记载："其气清香，能透心肾，益脾胃"。《本草求原》亦曰："辛甘而平。气香能透心脾，凡补脾药多燥，唯此香能舒脾而偏润，助脾药中兼用最妙。"柏子仁具养心气、润肾燥、安魂定魄、益智宁神等功效，同茯神、枣仁、生地、麦冬为浊中清品，主治心神虚怯，惊悸怔忡，颜色憔悴，肌肤燥痒，皆养血之功也；又取气味俱浓，浊中归肾，同熟地、龟板、枸杞、牛膝，为封填骨髓，主治肾阴亏损，腰背重痛，足膝软弱，阴虚盗汗，皆滋肾燥之力也。味甘亦能缓肝，补肝胆之不足，极其稳当，但性平力缓，宜多用之为妙。因该品富含油脂，味甘质润，历代医家多认为其有养心血，润肠通便之效，认为便溏及多痰者慎用；而《本草逢原》却记载："其质虽润，而性却燥，未有香药之性不燥者也……久服致大便燥结，以芳香走气，而无益血之功也"，意为柏子仁为香药而性燥，久服可致大便燥结。

化学成分与药理研究

柏子仁含脂肪油约 14%，并含少量挥发油、皂苷等。柏子仁的药理研究如下：

镇静、催眠　柏子仁皂苷和柏子仁油均具有镇静及催眠作用，柏子仁皂苷作用在一定范围内随剂量增加镇静催眠作用加强，柏子仁油镇静催眠作用在较低浓度时作用增强，在一定范围内又随浓度的增高而药效作用降低。

　　润肠通便　柏子仁泻下作用缓和，具有润肠通便的功效。

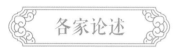

各家论述

　　《神农本草经》　柏实，味甘平，主惊悸，安五脏，益气，除风湿痹，久服令人悦泽美色，耳目聪明。

　　《本草纲目》　养心气、润肾燥，安魂定魄，益智宁神。

　　《本草逢原》　柏子仁，《本经》言除风湿痹者，以其性燥也。《经疏》以为除风湿之功非润药所能，当是叶之能事。岂知其质虽润而性却燥，未有香药之性不燥者也。昔人以其多油而滑，痰多作泻忌服，盖不知其性燥而无伤中泥痰之患。

　　《名医别录》　疗恍惚，虚损，吸吸历节，腰中重痛，益血，止汗。

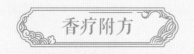

1. 黄太史清真香

【组成及用法】柏子仁 100 g，甘松蕊 50 g，白檀香 25 g，桑木麸炭末 150 g。上细末，炼蜜和丸，瓷器窨 1 个月。烧如常法。

【适应证】神经衰弱导致的失眠、心烦心悸等症。

2. 乌发油香

【组成及用法】

（1）香油 1 000 g，柏子 100 g（另放），诃子皮 75 g，没石子 6 个，酸榴皮、旱莲台、五倍子各 25 g，真胆矾 5 g，川百药煎 150 g，猪胆 2 个（另放）。

（2）零陵香、藿香叶、香白芷、甘松各 15 g，麝香 5 g。将两组药另研为粗末。先将香油熬数沸，然后将 1 组药末入油同熬，少时倾油入罐子内，微温入柏子搅，渐入猪胆又搅，令极冷后，再入 2 组药末再搅匀，用厚纸封罐口，每日早、中、晚各搅 1 次，仍封之，如此 10 日。先晚洗发净，次早发干搽之，不待数日，其发黑绀光泽香滑，永不染尘垢，更不需再洗，用之后自见也。黄者转黑。

【适应证】白发者。

3. 养心安神枕

【组成及用法】夜交藤 200 g，合欢花 60 g，枣仁、柏子仁、五味子各 30 g。上为细末，相拌令匀，以生绢囊盛之，欲其气全，次用碧罗袋盛之如枕样，纳药直令紧实，置于盒子中，其盒形亦如此，纳药囊，令出盒子一寸半，晚来欲枕时，揭去盒盖，不枕即盖之，使药气不散，枕之日久，渐低，更入药以实之，或添黑豆，令如初，3～5 月后，药气散则换之。

【适应证】神经衰弱导致的失眠、心烦心悸等症。

芳香树子

芳香本草

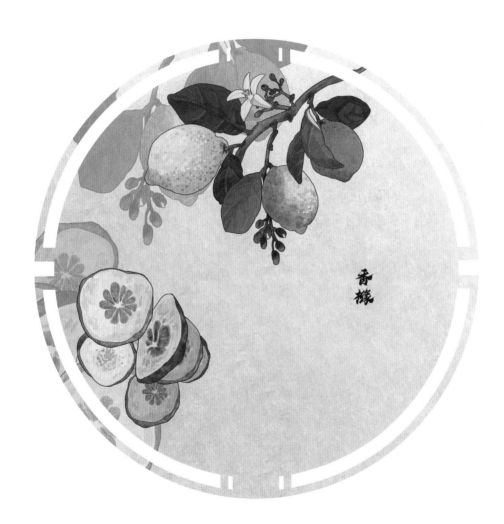

香橡

香橼，别名枸橼、枸橼子、香圆、香橼柑等，为芸香科植物枸橼 *Citrus medica* L. 或香圆 *Citrus wilsonii* Tanaka. 的干燥成熟果实。秋季果实成熟时采收，趁鲜切片，晒干或低温干燥。以片色黄、香气浓者为佳。分布于中国江苏、浙江、福建、山东、四川等地。

香橼性温，理气疏肝；化痰止呕，胀痛皆安

【性味】味辛、苦、酸，性温。

【归经】归肝、脾、肺经。

【功效】疏肝理气，宽中，化痰。

【主治】肝胃气滞，胸胁胀痛，脘腹痞满，呕吐噫气，痰多咳嗽。

【用法用量】内服：煎汤，3～10 g。

【注意事项】阴虚血燥及孕妇气虚者慎服。

香橼气清香

香橼气清香，味微甜而苦辛，苦温而芳香，其味辛能行，芳香走窜，入肝经，故能调畅气机，疏肝理气止痛，气香醒脾，又能行气和胃宽中，以治疗肝气郁结，脾胃气滞等气机不通所致的多种疾患。香橼果皮中含有丰富的挥发性精油，因而芳香袭人。香橼精油是重要的植物精油，不仅作为天然的食品添加剂和赋香剂，广泛应用于饮料、焙烤食品、糖果、冷饮等领域，也是日化、美容等行业应用最广泛的精油之一。

化学成分与药理研究

香橼成熟果实含橙皮苷、琥珀酸、苹果酸、枸橼、鞣质、维生素 C 及挥发油等。香橼的果皮富含丰富的精油，占干重的 6.5%～9%，主要由萜烯类碳氢化合物及含氧衍生物组成，药效成分为柚皮苷。香橼的药理研究如下：

降血压和胆固醇 研究表明从果皮中提取的果胶，在药理上具有降低血压和降胆固醇的作用。

降血沉 研究发现橙皮苷、蜜橘素及柚皮苷等黄酮类化合物可以降低红细胞凝集作用并延缓其沉降率，其中蜜橘素作用最强，其次为橙皮苷、柚皮苷。

镇咳平喘 实验发现香橼化学成分柠檬烯具有镇咳、平喘祛痰作用。

促消化 果皮中所含的黄酮普、挥发油和柠檬苷等对消化道有缓和的刺激作用，能促进肠胃蠕动，增加胃液分泌。

抗菌 柠檬烯对肺炎链球菌、甲型链球菌、卡他双球菌和金黄色葡萄球菌都有很强的抑制作用。柚皮苷对水泡性口角炎病毒有强抑制作用。

抗氧化 香橼精油的抗氧化能力与质量浓度呈正相关，对 1, 1-二苯基-2-三硝基苯肼自由基、羟自由基和过氧化氢均有一定的清除能力。

各家论述

《**本草通玄**》 理上焦之气，止呕逆，进食，健脾。

《**本经逢原**》 治咳嗽气壅。

《**医林纂要**》 治胃脘痛，宽中顺气，开郁。

《**本经逢原**》 柑橼乃佛手、香橼两种，性味相类，故《纲目》混论不分。盖柑者佛手也，橼者香橼也，兼破痰水，近世治咳嗽气壅，亦取陈者。除去瓤核用之，庶无酸收之患。

《**本草便读**》 香圆皮，下气消痰，宽中快膈。虽无橘皮之温，而究属香燥之品，阴虚血燥之人仍当禁用耳。

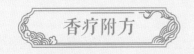

香疗附方

1. 健脾香囊

【组成及用法】取胡黄连、苍术各 6 g，香橼、荜澄茄各 9 g，砂仁、蔻仁各 3 g，研成细末，取 15 g 于小袋内，佩戴在孩子身上。

【适应证】小儿厌食症。

2. 鲜香橼茶

【组成及用法】茶叶 1 撮，鲜香橼 1 个。将香橼切作 2 片，挖去肉，纳入茶叶，再用线缝合好，挂于屋檐下风干，切碎。取适量置杯中，沸水冲泡饮服。

【适应证】肝胃不和、气滞胃痛。

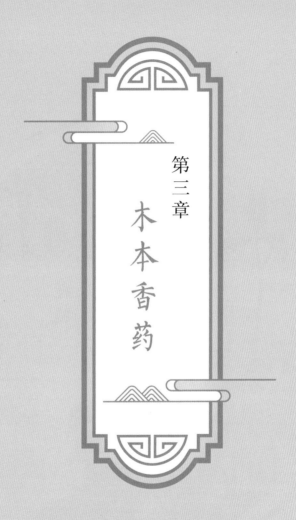

第三章

木本香药

桂　枝

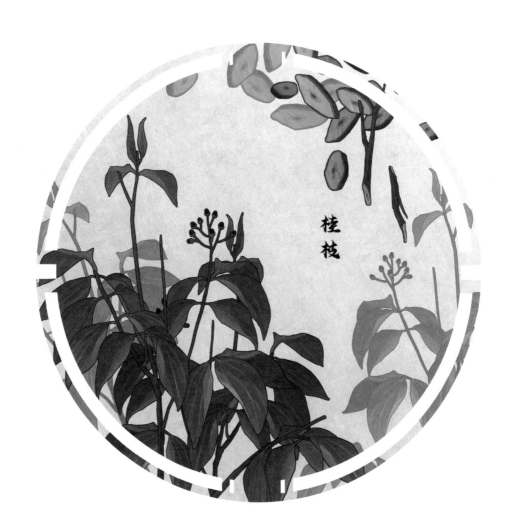

桂枝

桂枝辛温，助阳化气；止汗舒筋，治手足痹

【性味】味辛、甘，性温。

【归经】归肺、心、膀胱经。

【功效】发汗解肌，温通经脉，助阳化气，平冲降气。

【主治】风寒感冒，脘腹冷痛，血寒经闭，关节痹痛，痰饮，水肿，心悸，奔豚。

【用法用量】内服：煎汤，3～10 g。

【注意事项】

（1）桂枝辛温助热，易伤阴动血，凡外感热病、阴虚火旺、血热妄行等证者，均当忌用。

（2）孕妇及月经过多者慎用。

桂枝，别名柳桂，为樟科植物肉桂 *Cinnamomum cassia* Presl 的干燥嫩枝。春、夏二季采收，除去叶，晒干，或切片晒干。以幼嫩、棕红色、气香者为佳。分布于中国广西、广东及云南等地。

桂枝香气特异

桂枝有特异香气，皮部味较浓，《神农本草经》列其为上品药。医圣张仲景在《伤寒论》《金匮要略》中用桂枝者达 76 方之多，外感内伤均用。金代张元素还有"桂为春夏之尊药"之说。现代研究证实桂枝的有效成分其实是一种挥发油，主要成分为桂皮醛，是一种带有特异芳香气味的物质。所以我们经常能闻到桂枝带有一股奇特的香气。

化学成分与药理研究

桂枝包含桂皮醛、桂皮酸等挥发油，还含有酚类、有机酸、苷类、香豆精等成分。所含挥发油能刺激汗腺、扩张血管，还能利尿、强心、止咳、祛痰等；所含桂皮醛有镇痛、镇静、抗惊厥作用。桂枝的药理研究如下：

解热 桂皮醛能解热，能使皮肤血管扩张，调整血液循环，使血液流向体表，有利于散热和发汗，此作用也就是所谓温经通络，透发热气。然而，桂枝的解热和发汗作用很缓和，所以，中医的经验认为：桂枝要配其他解表药才能发汗，而配收敛药又能止汗。

镇痛 桂枝作用于大脑感觉中枢，提高疼痛阈而达到止痛效果。在治疗因头部管痉挛而引起的头痛时，可能使血管舒张而缓解头痛；还能解除内脏平滑肌痉挛，缓解腹痛。

健胃　桂枝能促进唾液和胃液分泌，帮助消化。

抗菌　体外实验桂枝乙醇浸液对金黄色葡萄球菌、伤寒沙门菌等有显著的抗菌作用。

抗病毒　体外试验桂枝煎剂对流感病毒有强力的抑制作用。

各家论述

《**本草纲目**》　治一切风冷风湿，骨节挛痛，解肌开腠理，抑肝气，扶脾土，熨阴痹。

《**本草衍义补遗**》　仲景治表用桂枝，非表有虚以桂补之；卫有风邪，故病自汗，以桂枝发其邪，卫和则表密汗自止，非桂枝能收汗而治之。

《**本草纲目**》　麻黄遍彻皮毛，故专于发汗而寒邪散，肺主皮毛，辛走肺也。桂枝进达营卫，故能解肌而风邪去，脾主营，肺主卫，甘走脾，辛走肺也。

《**本草汇言**》　桂枝，散风寒，逐表邪，发邪汗，止咳嗽，去肢节间风痛之药也，气味虽不离乎辛热，但体属枝条，仅可发散皮毛肌腠之间，游行臂膝肢节之处。

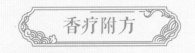

1. 桂枝塞鼻方

【组成及用法】将苍术、白芷、川芎、桂枝各等分研末棉裹塞入一侧鼻孔内，每侧鼻孔交替塞 30 分钟。每日 3 次，3 日为 1 个疗程。

【适应证】疟疾。

2. 桂枝足浴

【组成及用法】桂枝、生附片各 50 g，紫丹参、忍冬藤、生黄芪各 100 g，乳香、没药各 24 g，将上药放入锅中，加水 5 000 mL，用文火煮沸后再煎 20 分钟，将药液倒入木桶内，待温度降至 50℃左右时，将患脚放入药液内浸泡。药液可浸至膝部，每次浸 30 分钟，每日浸泡 1 次，每剂药可浸泡 5 天。以后每次浸泡，仍将原药的药渣一同放入锅内煮沸。

【适应证】糖尿病肢端坏疽（糖尿病足）。

厚 朴

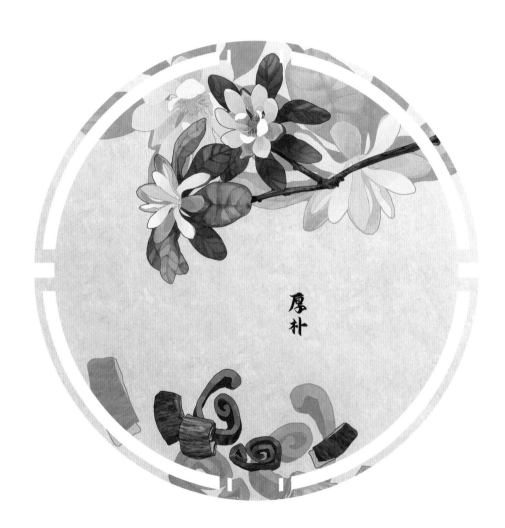

厚朴

厚朴苦温，消胀泄满；痰气下痢，其功不缓

【性味】味苦、辛，性温。

【归经】归脾、胃、肺、大肠经。

【功效】燥湿消痰，下气除满。

【主治】湿滞伤中，脘痞吐泻，食积气滞，腹胀便秘，痰饮喘咳。

【用法用量】内服：煎汤，3～10 g。

【注意事项】孕妇慎用。

厚朴，别名紫朴、紫油朴、温朴等，为木兰科植物厚朴 *Magnolia officinalis* Rehd.et Wils. 或凹叶厚朴 *Magnolia officinalis* Rehd.et Wils.var. *biloba* Rehd.et Wils. 的干燥干皮、根皮及枝皮。4～6 月剥取，根皮和枝皮直接阴干；干皮置沸水中微煮后，堆置阴湿处，"发汗"至内表面变紫褐色或棕褐色时，蒸软，取出，卷成筒状，干燥。以皮厚、肉细、油性足、香气浓者为佳。分布于中国陕西南部、甘肃东南部、河南东南部（商城、新县）、湖北西部、湖南西南部、四川（中部、东部）、贵州东北部等地。

厚朴气香

厚朴气香，味辛辣、微苦，能借其浓厚香气，行燥湿化痰、下气除满之效。李东垣言："芳香之气助脾胃。"《药品化义》谓："香气入脾""土爱暖而喜芳香"。厚朴辛温香燥，善舒畅气机，宣化湿浊，醒脾助运。《本草汇言》载："凡气滞于中，郁而不散，食积于胃，羁而不行，或湿郁积而不去，湿痰聚而不清，用厚朴之温可以燥湿，辛可以清痰，苦可以下气也。"其辛香气味可以清痰化浊。

化学成分与药理研究

厚朴树皮含厚朴酚、四氢厚朴酚、异厚朴酚、和厚朴酚、挥发油等。厚朴的药理研究如下：

促进胃肠蠕动　厚朴及其挥发油味苦能刺激味觉，反射性地引起唾液、胃液分泌、胃肠蠕动加快，而有健胃助消化作用。

抗菌 体外实验证明厚朴煎剂对葡萄球菌、溶血性链球菌、肺炎球菌、百日咳嗜血杆菌等革兰阳性菌和炭疽芽孢杆菌、痢疾志贺菌、伤寒沙门菌、副伤寒沙门菌、霍乱弧菌、大肠埃希菌、变形杆菌、枯草芽孢杆菌等革兰阴性杆菌均有抗菌作用。

松弛骨骼肌 实验表明厚朴碱有明显的骨骼肌松弛作用，且无快速耐受现象。

镇静 厚朴的乙醚浸膏有明显的镇静作用，腹腔注射可抑制小鼠的自发性活动，亦能对抗由于甲基苯丙胺或阿扑吗啡所致的兴奋作用。厚朴酚及和厚朴酚也具有显著的中枢抑制作用。厚朴酚的中枢抑制作用机制是通过抑制多触突反射而引起肌肉松弛，抑制脊髓兴奋性传导物质的前体谷氨酸从而产生脊髓抑制作用。

降压 厚朴煎剂对蟾蜍离体心脏有抑制作用。厚朴碱注射给药，在低于肌松剂量时即有明显降压作用，该作用不能被抗组胺药所拮抗，静脉注射给药的降压维持时间为10～15分钟，肌内注射给药的降压维持时间则可达1小时以上。厚朴花的酊剂水溶物给麻醉猫、兔静脉注射或肌内注射均有降压作用，并能使心率加快。

其他 厚朴煎剂对豚鼠支气管平滑肌有兴奋作用。和厚朴酚、厚朴酚对由二磷酸腺苷和纤维蛋白酶等致聚剂诱导的血小板聚集和三磷酸腺苷释放有显著抑制作用。厚朴的甲醇提取物和厚朴酚对体内二期致癌试验引起的小鼠皮肤肿瘤有明显的抑制作用。

各家论述

《神农本草经》 主中风伤寒，头痛，寒热惊悸，气血痹，死肌，去三虫。

《名医别录》 温中益气，消痰下气。疗霍乱及腹痛胀满，胃中冷逆及胸中呕不止，泻痢淋露，除惊，去留热心烦满，厚肠胃。

《药性论》 主疗积年冷气，腹内雷鸣，虚吼，宿食不消，除痰饮，去结水，破宿血，消化水谷，止痛。大温胃气，呕吐酸水。主心腹满，病人虚而尿白。

《本草经疏》 厚朴，主中风、伤寒头痛、寒热，气血痹死肌者，盖以风寒外邪，伤于阳分，则为寒热头痛；风寒湿入腠理，则气血凝涩而成痹，甚则肌肉不仁，此药辛能散结，苦能燥湿，温热能祛风寒，故悉主之也。

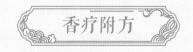

香疗附方

1. 硝黄二石枕

【组成及用法】朴硝、磁石各 500 g，生大黄 300 g，厚朴、枳实、全瓜蒌各 200 g，诸石打碎，余药烘干，共研粗末，混匀，装入枕芯，制成药枕使用。

【适应证】湿热型唇风、口疮、牙宣、牙痛、经行情志异常。

2. 清热解郁药枕

【组成及用法】吴茱萸 10 g，半夏、甘草各 30 g，黄连、生姜、厚朴各 60 g，紫苏子、茯苓各 100 g，研末，装入 30 cm × 15 cm × 3 cm 的棉布枕套中，制成药枕使用。

【适应证】抑郁症及强迫症。

侧柏叶

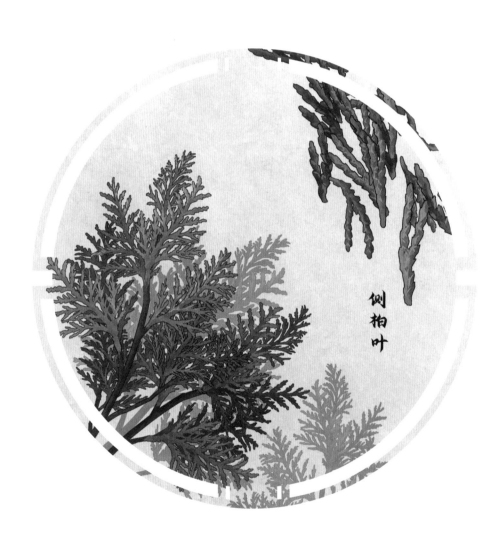

侧柏叶

侧柏叶苦，吐衄崩痢；能生须眉，除湿之剂

【性味】味苦、涩，性寒。

【归经】归肺、肝、脾经。

【功效】凉血止血，化痰止咳，生发乌发。

【主治】吐血，衄血，咯血，便血，崩漏下血，肺热咳嗽，血热脱发，须发早白。

【用法用量】内服：煎汤，6～12 g。外用适量。

【注意事项】

（1）侧柏叶性寒苦涩，不宜多饮。

（2）孕妇以及哺乳期女性不建议服用。

侧柏叶，别名香柏、扁柏等，为柏科常绿乔木植物侧柏 *Platycladus orientalis*（L.）Franco 的干燥枝梢及叶。多在夏、秋二季采收，阴干。以枝嫩、色深绿、无碎者为佳。分布于中国内蒙古南部、吉林、辽宁、河北、山西、山东、江苏、浙江、福建、安徽、江西、河南、陕西、甘肃、四川、云南、贵州、湖北、湖南、广东北部及广西北部等地。

侧柏叶气清香

侧柏叶气清香，性寒而燥，李时珍言："柏有树种，入药唯取叶扁而侧生者，故曰侧柏。"侧柏叶能清热凉血而止血，为治疗各种血证之要药，而且有生发乌发功效，可外用治疗须发早白、血热脱发等。

化学成分与药理研究

侧柏叶主要含挥发油（约 0.25%）、黄酮、鞣质等。挥发油中含柏木烯、雪松醇、侧柏烯、侧柏酮、小茴香酮、蒎烯、石竹烯等。侧柏叶的药理研究如下：

止血 侧柏叶生品和炭品均有一定的止血作用，且侧柏炭乙酸乙酯部位是其止血的有效部位，作用机制为降低全血和血浆低切黏度、改善内源性凝血功能。

镇咳、平喘、祛痰 侧柏叶中侧柏叶醇沉部分、醇提取液及其提取黄酮腹腔注射，对小鼠二氧化硫所致的咳嗽有镇咳作用。

降血压，改善心肌缺血 侧柏叶中槲皮素具有降血压、保护心肌缺血再灌注损伤等作用。

抗菌 侧柏叶挥发油对金黄色葡萄球菌、四联球菌、大肠杆菌和产气杆菌均有明显的抑制作用。

抗肿瘤　侧柏叶中的槲皮素能抑制乳腺癌病发，且明显可以抑制大鼠颅内胶质瘤细胞生长。

抗炎　侧柏叶在卵清蛋白诱导的过敏性哮喘模型和细菌脂多糖刺激的小鼠单核巨噬细胞白血病细胞中发挥抗炎作用。

防脱发　侧柏叶挥发油中的雪松醇有促进头发生长的作用且其热水提取物亦可以促进毛发生长，其有效物质是山奈酚和异槲皮素。

镇静　侧柏叶能显著减少小鼠自发活动并延长戊巴比妥钠的睡眠时间。

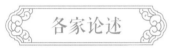

各家论述

《**名医别录**》　主吐血、衄血、痢血、崩中赤白。轻身益气，令人耐寒暑，去湿痹，生肌。

《**本草正**》　善清血凉血，止吐血衄血，痢血尿血，崩中赤白，去湿热湿痹，骨节疼痛。捣烂可敷火丹，散疹腮肿痛热毒。

《**本草汇言**》　侧柏叶，止流血，去风湿之药也。凡吐血、衄血、崩血、便血，血热流溢于经络者，捣汁服之立止。

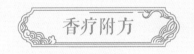

香疗附方

1. 菖蒲合欢侧柏枕

【组成及用法】合欢皮、石菖蒲各 500 g，侧柏叶 400 g。将上药一同烘干，共研成粗末，装入枕芯，制成药枕。

【适应证】痰热内扰所致的多梦易醒，难以入寐，头重头昏，心烦口苦等。

2. 臭梧桐侧柏叶方

【组成及用法】臭梧桐 300 g，侧柏叶 100 g，桑叶 60 g。将以上 3 味药放入锅中，加水适量，煎煮 30 分钟后去渣取汁，与开水同入足浴桶中，先熏蒸后足浴，并配合足底按摩，每日 1 次，每次 30～40 分钟。20 日为 1 个疗程。

【适应证】高血压病。

3. 泽发方

【组成及用法】侧柏叶入少水烂研，取浆，用涂发。

【适应证】头发干枯等。

肉　桂

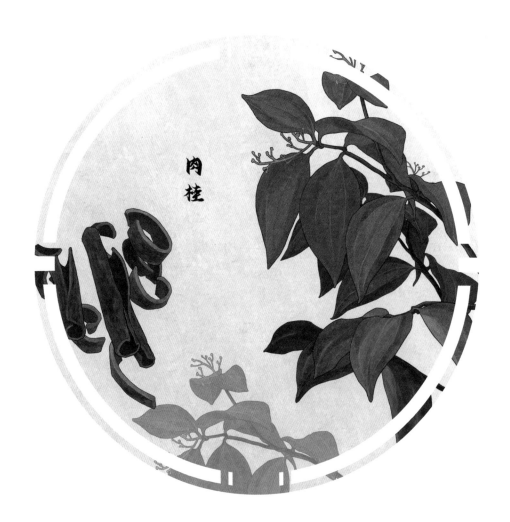

肉桂

肉桂辛热，善通血脉；腹痛虚寒，温补可得

【性味】味辛、甘，性大热。

【归经】归肾、脾、心、肝经。

【功效】补火助阳，引火归元，散寒止痛，温通经脉。

【主治】阳痿宫冷，腰膝冷痛，肾虚作喘，虚阳上浮，眩晕目赤，心腹冷痛，虚寒吐泻，寒疝腹痛，痛经经闭。

【用法用量】内服：煎汤，2～5g。外用适量，供灸治或熏洗用。

【注意事项】

（1）有出血倾向者及孕妇慎用。

（2）不宜与赤石脂同用。

肉桂，别名牡桂，紫桂，大桂等，为樟科植物肉桂 *Cinnamomum cassia* Presl 的干燥树皮。多于秋季剥取，阴干。以皮细肉厚，断面紫红色，油性大，香气浓，味甜微辛，嚼之无渣者为佳。分布于中国福建、广东、广西、云南等地。

肉桂气香浓烈

肉桂气香浓烈，味辛、甘，性大热，故其温通之力较强，能补火助阳，散寒止痛，温通经脉。《玉楸药解》曰："肉桂，温暖条畅，大补血中温气。香甘入土，辛甘入木，辛香之气，善行滞结，是以最解肝脾之郁。"肉桂含有挥发油（肉桂油），外用可促进药物的吸收，如其与丁香、荜澄茄等辛温气香药物组成的丁桂儿脐贴健脾温中，散寒止泻，为现代临床治疗小儿腹痛、腹泻的常用外用药物。在公元前15世纪，肉桂是最早被使用的香料之一，受欢迎的程度也不亚于胡椒。

化学成分与药理研究

肉桂的化学成分主要为挥发油、桂皮醛、桂皮酸等。肉桂的药理研究如下：

镇痛　肉桂中含有的桂皮醛对小鼠明显的镇静作用，表现为自发活动减少。

降温　研究表明肉桂对小鼠正常体温以及用伤寒、副伤寒混合疫苗引起的人工发热均有降温作用。

降压　附子、肉桂复方对肾上腺皮质性高血压大鼠（灼伤一侧肾上腺所形成之模型）有降压作用。

抗菌 肉桂油有强大杀菌作用，对革兰染色阴性杆菌的效果好，因有刺激性，很少用作抗菌药物，但外敷可治疗胃痛、胃肠胀气绞痛等。

祛痰镇咳 肉桂油吸收后由肺排出，使黏液稀释，呈现祛痰镇咳作用。

利尿 肉桂从肾排出而致局部刺激，有一定的利尿作用。

通经 大量肉桂油可引起子宫充血，起到通经作用。

各家论述

《神农本草经》 主上气咳逆，结气喉痹吐吸，利关节，补中益气。

《名医别录》 主心痛，胁风，胁痛，温筋，通脉，止烦、出汗。主温中，利肝肺气，心腹寒热、冷疾，霍乱转筋，头痛，腰痛，止唾，咳嗽，鼻衄；能堕胎，坚骨节，通血脉，理疏不足；宣导百药，无所畏。

《药性论》 主治几种心痛，杀三虫，主破血，通利月闭，治软脚、痹、不仁，胞衣不下，除咳逆，结气、痈痹，止腹内冷气，痛不可忍，主下痢，鼻息肉。杀草木毒。

《医学启源》 补下焦不足，治沉寒肩冷及表虚自汗。

1. 肉桂末敷涌泉

【组成及用法】肉桂 10 g，上药研末为 1 次用量，以醋调如糊饼状，每晚在小儿临睡前，将药料均匀摊于 2 块纱布上，分别贴敷于两侧涌泉穴，用胶布固定，次晨取下。

【适应证】脾冷多涎等症。

2. 浴足法

【组成及用法】肉桂、吴茱萸、磁石各等份。浴足，每日 1 次，每次 30 分钟。

【适应证】肝阳上亢引发头晕、耳鸣等。

3. 丁香肉桂调敷散

【组成及用法】丁香、肉桂各 3 g，将丁香、肉桂共研为末，温水调敷于肺俞穴，包扎固定，每日换 1 次。

【适应证】小儿支气管炎气虚咳嗽。

4. 耳穴贴

【组成及用法】肉桂、防风、半夏、丁香各等份。上药共研细末备用。用时取药末 2 g，将 1 g 放在 4 cm×4 cm 的胶布上贴脐部，再将 1 g 分成 2 份分别放在 2 cm×2 cm 的 2 块胶布上贴双侧耳尖上方约 1.5 cm 处（晕听区）。每日 1 次，每次 6～8 h，一周为 1 个疗程。

【适应证】老年性失眠。

5. 肉桂药兜

【组成及用法】艾叶 45 g，三棱、莪术、水仙子、红花各 15 g，肉桂、木香、草果各 10 g，良姜 12 g，砂仁 5 g。共研细末，装入双层布袋中，用线缝好，日夜兜在胃脘部。每剂可用 1 个月，连续 2～3 个月。

【适应证】寒邪客胃型胃痛。

檀　香

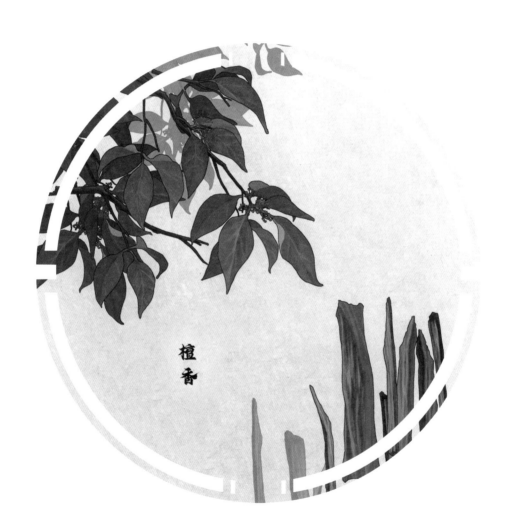

檀香

檀香辛温，行气温中；开胃止痛，善治心痛

【性味】味辛，性温。

【归经】归脾、胃、心、肺经。

【功效】行气温中，开胃止痛。

【主治】寒凝气滞，胸膈不舒，胸痹心痛，脘腹
疼痛，呕吐食少。

【用法用量】内服：煎汤，10～30 g；或浸酒。

【注意事项】阴虚火旺者慎用。

檀香，别名白檀香、白檀木、白檀、黄檀香、黄檀等，为檀香科植物檀香 *Santalum album* L. 树干的干燥心材。多在夏季采伐，采后切小段，除去边材，入药。以体重、质坚实、显油迹、香气浓郁而持久、烧之气香者为佳。分布于中国海南、广东、云南及台湾等地。

檀香气清香

檀香气清香，燃烧时香气更浓，李杲曾云："檀香能调气而清香，引芳香之物上行至极高之分，最宜橙橘之属，佐以姜、枣，将以葛根、豆蔻、缩砂、益智通行阳明之经，在胸膈之上，处咽嗌之中，同为理气之药。"檀香在宗教领域被称为"神圣之树"，佛家称之为"旃檀"，素有"香料之王"和"绿色黄金"的美誉。由于佛寺常用檀香礼佛，因此佛寺也常被尊称为"檀林"。檀香香味浓郁且持久，历来被视为制作香料的首选。檀香也是熏焚香的上等香料之一。檀香燃烧时所散发出的香味清甜而带异国情调，余香袅绕，其高雅、沉静之气，可使人祥和、平静。檀香还可使人呼吸舒缓，增加防病能力。檀香木除了制作檀香，还因木质坚硬、木纹清晰美观、香味持久而成为制作家具和工艺品的上等材料。

化学成分与药理研究

檀香药材中分离到的化合物以倍半萜类为主。此外，还包括单萜类及木脂素类等多种化学成分。檀香药材具有广泛的药理活性。檀香的药理研究如下：

改善胃肠道功能　檀香对小鼠小肠推进以及胃排空具有双向调节作用，并能拮抗药物所致的离体肠痉挛。

抗肿瘤 檀香油预处理降低了雄性小鼠乳头状瘤的发生率和多样性。α-檀香醇能降低前列腺癌细胞的活动并诱导其凋亡从而起到预防癌症的作用。檀香油在人体皮肤中具有抗光致癌的作用。

对神经系统的作用 檀香对神经系统的影响主要体现在镇定安神和增强记忆力两方面。此外，还有研究揭示了檀香油及其主要成分有保护神经的作用。

抗氧化 檀香精油通过直接清除自由基和激活体内外抗氧化防御系统来发挥抗氧化和应激调节作用。

其他 檀香对心血管系统、炎症、病原微生物、降糖降脂、肝保护等诸多方面有一定的药理活性。

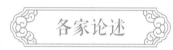
各家论述

《**本草纲目**》 治噎膈吐食。又面生黑子，每夜以浆水洗拭令赤，磨汁涂之，甚良。

《**本草备要**》 调脾胃，利胸膈，为理气要药。

《**本草拾遗**》 主心腹霍乱，中恶，杀虫。

香疗附方

1. 带下方

【组成及用法】将药末装入布缝制成兜肚形状的用品内置于脘腹部。用白檀香、羚羊角各 30 g，沉香、零陵香、白芷、马兜铃、木鳖仁、甘松、升麻、血竭、紫丁皮各 15 g，加麝香和艾绒做兜肚，兜患者肚上。

【适应证】遗精、白浊及妇女经脉不调，赤白带下。

2. 熏香方

【组成及用法】取沉香、檀香少许烧烟，令满室香气弥漫，使患者窍透神醒。

【适应证】中暑晕厥。

3. 熏蒸方

【组成及用法】檀香、乳香、没药、郁金、醋炒延胡索各 12 g，冰片 2 g。使用香熏炉或电热式香熏灯，把煎好的药水倒进香熏炉的盛水器中，点燃香炉或打开电源开关，待热力使药中精华徐徐释放出来，熏蒸面部。

【适应证】气滞血瘀型胸痹心痛。

降　香

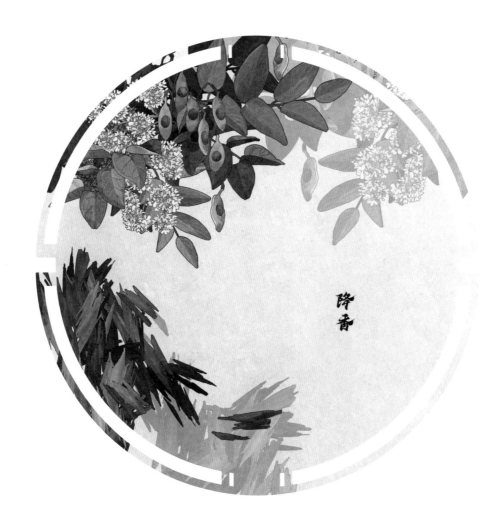

降香

降香辛温，止血行瘀；辟恶降气，胀痛皆除

【性味】味辛，性温。

【归经】归肝、脾经。

【功效】化瘀止血，理气止痛。

【主治】吐血，衄血，外伤出血，肝郁胁痛，胸痹刺痛，跌扑伤痛，呕吐腹痛。

【用法用量】内服：煎汤，9～15 g，后下。外用适量，研细末敷患处。

【注意事项】凡阴虚火盛、血热妄行而无瘀滞者不宜用。

降香，别名降真香、紫降香等，为豆科植物降香檀 *Dalbergia odorifera* T.Chen 树干和根的干燥心材。全年均可采收，除去边材，阴干。以色紫红、质坚实、富油性、香气浓者为佳。分布于中国海南白沙、东方、乐东和三亚。

降香气微香

降香身为"合香之首"，最早被记载在汉代刘向所著的《列仙传》中，称其"烧之感引鹤降，醮星辰，烧此香妙为第一。小儿佩之能辟邪气。状如苏枋木，然之初不甚香，得诸香和之则特美。"以降香为主的香料具有藏气安神，扶正祛邪，清肝养肾，开窍益智之功效，能辟四时邪气，为养生之灵香妙品。日常有多种品闻、玩香方法，其中一种是燃香，降真香醇和甜凉，香而远清，雅而不扬，静心品味，缕缕清香，沁入心扉，安神入定。由于降香油脂含量过高，直接燃香香味有时太过清冽刺鼻，欲降低降真香的清冽度，只要将其中的油脂去除即可。明朝的周嘉胄在《香乘》给出的方法最简单："出降真油法：将降真截二寸长，劈作薄片，江茶水煮三五次，其油尽去也。"这种方法香味清冽，不宜近品。

化学成分与药理研究

降香的主要化学成分包含挥发油类和黄酮类化合物，药理研究表明降香具有舒张血管、增加冠脉流量、抗氧化、抗炎、抗肿瘤等作用。降香的药理研究如下：

改善心血管系统功能　降香能够通过降低梗死心肌组织的血管紧张素 II 含量、血管紧张素原信使 RNA 含量和非梗死区心肌组织的 I 型 / III 型胶原比值而改善心肌重构。

降香具有一定的促血管新生作用，能够促进细胞粘附分子内血管生长，促进体外内皮细胞的增殖。降香挥发油对垂体后叶素所导致的大鼠心肌缺血模型有一定的改善作用，且能较强的清除氧自由基，还具有一定清除羟自由基的功能。

抗菌　降香挥发油对金黄色葡萄球菌及耐甲氧西林金黄色葡萄球菌均有较强的抑制作用。

抗炎　降香化合物甘草素、异甘草素、柚皮素可以降低一氧化氮的释放，通过抑制炎症因子肿瘤坏死因子抑制剂发挥抗炎作用。

抗肿瘤　降香化学成分可通过上调凋亡蛋白水平、下调凋亡抑制蛋白水平发挥体内外抗骨肉瘤增殖、诱导凋亡的作用。

其他　降香具有降糖、治疗骨质疏松、防止神经变性疾病、预防光老化等作用。

各家论述

《**本草经疏**》　降真香，香中之清冽者也，故能辟一切恶气。入药以番舶来者，色较红，香气甜而不辣，用之入药殊胜，色深紫者不良。上部伤，瘀血停积胸膈骨，按之痛或并胁肋痛，此吐血候也，急以此药刮末，入药煎服之良。治内伤或怒气伤肝吐血，用此以代郁金神效。

《**本经逢原**》　降真香色赤，入血分而下降，故内服能行血破滞，外涂可止血定痛。又虚损吐红，色瘀味不鲜者宜加用之，其功与花蕊石散不殊。

《**本草再新**》　治一切表邪，宣五脏郁气，利三焦血热，止吐，和脾胃。

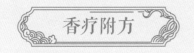

香疗附方

1. 保心包

【组成及用法】苏合香、川芎、丹参、三七、冰片、菊花、葛根、安息香、檀香、丁香、土木香、当归、郁金、沉香、黄芪、赤芍、香附、白芷、薤白、延胡索、决明子、降香、首乌藤、没药等。诸药研粉，装入密封袋。将中成药保心包药袋自密封袋中取出，放入背带中展平，戴于左侧胸壁心前区，贴紧皮肤。每袋可持续使用3～4周，23包1个疗程。

【适应证】冠心病心绞痛。

2. 传染病预防方

【组成及用法】取大芡实40 g，苍术、檀香、雄黄、朱砂、甘松各35 g，川椒、贯众、降香、龙骨、虎骨各30 g，菖蒲、白芷各20 g，桂皮、细辛、丁香、吴茱萸、沉香各15 g，同研细末，用布袋或纱布包盛，佩戴身上。

【适应证】预防传染病（肝炎、流行性感冒、疟疾等）。

3. 中风 I 号药枕

【组成及用法】石菖蒲200 g，郁金100 g，冰片15 g，檀香30 g，降香100 g，制成药枕。

【适应证】中脏腑之神昏窍闭者。

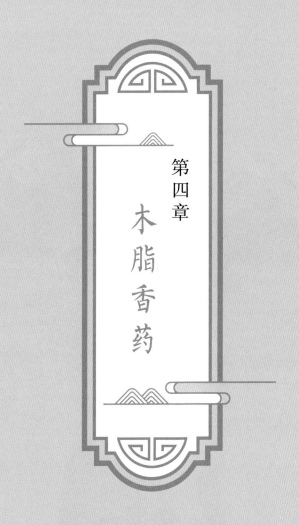

第四章

木脂香药

芳
香
本
草

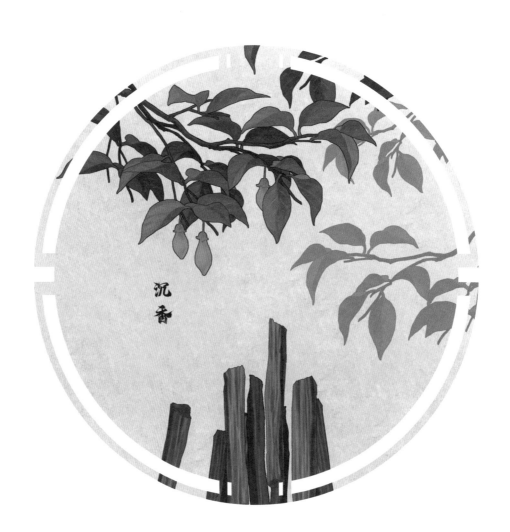

沉香

沉香，别名蜜香、沉水香、没香、速香、木蜜等，为瑞香科植物白木香 *Aquilaria sinensis*（Lour.）Gilg 含有树脂的木材。全年均可采收，割取含树脂的木材，除去不含树脂的部分，阴干。以比重大者为佳，沉水者比非沉水者贵重。分布于中国广东及海南万宁、崖县和广西陆川、博白等地。

沉香降气，暖胃追邪；通天彻地，气逆为佳

【性味】味辛、苦，性微温。

【归经】归脾、胃、肾经。

【功效】行气止痛，温中止呕，纳气平喘。

【主治】胸腹胀闷疼痛，胃寒呕吐呃逆，肾虚气逆喘急。

【用法用量】内服：煎汤，9 g，后下。

【注意事项】阴虚者慎用。

沉香气雄横行

沉香气雄横行，纯阳而升，体重而沉，始载于《名医别录》，列为木部上品，历代本草均有记载。因系木的心节，置水中则沉，气香，故名。从古代开始我国就对香文化尤为重视，论用香之奢靡者，不得不提晋代之富豪石崇，曾以沉香甲煎熏厕，内设华帐茵褥，令人误以为是卧室。后有隋炀帝杨广，一夜燃尽沉香二百余乘，香闻数十里。且论用香之华丽富贵者，大唐杨贵妃曾在沉香庭斜倚栏杆，被诗人李白写进《清平调》；而外戚杨国忠更以沉香为阁，檀香为栏，麝香、乳香和泥为壁，打造轰动一时的四香阁。《药品化义》记载："沉香纯阳而升，体重而沉，味辛走散，气雄横行，故有通天彻地之功，治胸背四肢诸痛及皮肤作痒。"沉香气芳香走窜，味辛行散，善于散胸腹阴寒，行气止痛；质重性降，善降胃气而止呕；同时能温肾纳气，降逆平喘，是一味重要的理气药。

化学成分与药理研究

沉香含挥发油和树脂等，成分有白木香醛、沉香螺旋醇、沉香螺旋醛、白木香醇、去氢白木香醇、异白木香醇、茴香酸、β-沉香呋喃、苄基丙酮，还有呋喃白木香醛、呋喃白木香醇、二氢卡拉酮、枯树醇、沉香雅槛蓝醇、棕榈酸、油酸、肉豆蔻酸、硬脂酸和亚油酸等。沉香的药理研究如下：

抗菌　沉香含有一些活性物质，能够起到抗菌抗炎的药效作用，并在食品中具有防腐除臭效果。

抗肿瘤　人工沉香和天然沉香的氯仿提取物具有抗肿瘤活性，其中前者优于后者。从国产沉香分离得到的单体化合物对肿瘤细胞系具有抑制活性。

抑制乙酰胆碱酶　从国产沉香中分离得到的一些化合物对乙酰胆碱酯酶具有抑制作用。

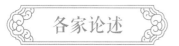

各家论述

《本草新编》　沉香，温肾而又通心，用黄连、肉桂以交心肾者，不若用沉香更为省事，一药而两用之也。但用之以交心肾，须用之一钱为妙，不必水磨，切片为末，调入于心肾补药中同服可也。

《本草通玄》　沉香温而不燥，行而不泄，扶脾而运行不倦，达肾而导火归元，有降气之功，无破气之害。

《本草述》　按诸香如木香之专调滞气，丁香之专疗寒气，檀香之升理上焦气，皆不得如沉香之功能，言其养诸气，保和卫气，降真气也。

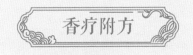
香疗附方

1. 植物人药枕方

【组成及用法】沉香、僵蚕、丁香、朱砂、郁金、藿香、瓜蒌仁、诃子、礞石、香附、冰片、甘草各等量。上药共研细末，装入药枕，令患者枕之。

【适应证】植物人。

2. 生津养胃枕

【组成及用法】葛根、麦冬、沙参各500 g，石斛、砂仁、天花粉、太子参各200 g，沉香100 g。上药分别烘干，共研粗末，混匀，装入枕芯，制成药枕。

【适应证】胃阴不足所致的口干不欲饮、嗳气呃逆、纳少乏力、大便干结、小便黄赤等。

3. 金主绿云香

【组成及用法】沉香、蔓荆子、白芷、没食子、踯躅花、生地黄、零陵香、附子、防风、覆盆子、诃子肉、莲子草、芒硝、丁皮各等分。上药洗净晒干各细锉，每用15 g，入卷柏15 g，炒黑，以绢袋盛入瓷罐内，以清香油浸药，厚纸封口7日。每遇梳头净，手蘸油摩顶心令热，入发窍。

【适应证】脱发、白发者。

芳香枳子

芳香本草

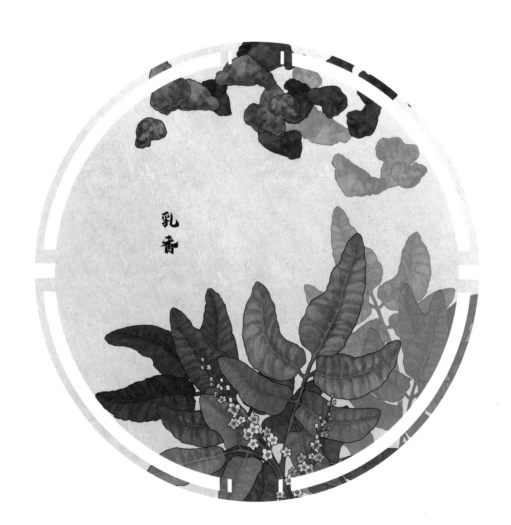

乳香

乳香，别名滴乳香、熏陆香等，为橄榄科植物乳香树 *Boswellia carterii* Birdw. 及同属植物 *Boswellia bhaw-dajiana* Birdw. 树皮渗出的树脂。春、夏二季均可采收，以春季为盛产期。除去杂质即可。以块大、半透明、色红棕、微黏手、香气浓郁而持久者为佳。分布于北埃塞俄比亚、索马里以及南阿拉伯半岛等地。

乳香辛苦，疗诸恶疮；生肌止痛，心腹尤良

【性味】味辛、苦，性温。

【归经】归心、肝、脾经。

【功效】活血定痛，消肿生肌。

【主治】胸痹心痛，胃脘疼痛，痛经经闭，产后瘀阻，癥瘕腹痛，风湿痹痛，筋脉拘挛，跌打损伤，痈肿疮疡。

【用法用量】煎汤或入丸、散，3～5 g；外用适量，研末调敷。

【注意事项】孕妇忌服。

乳香气芳香

乳香质坚脆，气芳香，味辛苦，能借其芳香之气，行活血止痛、消肿生肌之效，为治跌打损伤外科常用药。其与没药、血竭、红花等配伍组成的七厘散为治疗外伤之良方。乳香自秦汉时期传入中国，古人也用作薰香原料，唐著作《香品一》："南海波斯国松树脂，有紫赤如樱桃者，名乳香，盖薰陆之类也。"宋代沈括《梦溪笔谈·药议》："薰陆，即乳香也，以其滴下如乳头者，谓之乳头香，镕塌在地上者，谓之塌香。"乳香气味，大致为清新的木头香气中略带一点樟脑、脂香或胶香，古埃及人视这股香气为神的气味，用来涂敷木乃伊，除了防腐，还代表灵魂和神一样不朽。

化学成分与药理研究

乳香含树脂 60%～70%，树胶 27%～35%，挥发油 3%～8%，有较显著的镇痛作用。乳香的药理研究如下：

镇痛　用小鼠热板法证明乳香挥发油有镇痛作用，提取挥发油后的残渣无效。挥发油中的镇痛主要成为乙酸正辛酯。

抗炎 乳香能促进多核白细胞增加，以吞噬死亡的血细胞，改善新陈代谢，从而起消炎作用。

抗菌 以乳香为首味药的子宫丸比多种抗生素有更强烈的抑菌作用，且能有效地杀灭滴虫。

 各家论述

《**名医别录**》 疗风水毒肿，去恶气。疗风隐疹痒毒。

《**本草纲目**》 消痈疽诸毒，托里护心，活血定痛，治妇人难产，折伤。……乳香香窜，能入心经，活血定痛，故为痈疽疮疡、心腹痛要药。……产科诸方多用之，亦取其活血之功耳。

《**本草汇言**》 乳香，活血祛风，舒筋止痛之药也。……又跌仆斗打，折伤筋骨，又产后气血攻刺，心腹疼痛，恒用此，咸取其香辛走散，散血排脓，通气化滞为专功也。

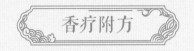

香疗附方

1. 归芎乳没栀子垫

【组成及用法】当归 20 g，川芎 5 g，乳香、栀子各 15 g，上药共研细末；将药末撒入棉纱布之间，做成鞋垫，令患者使用。或直接将药末加温加压，压成薄药片，置于病痛处，外穿袜子。一般 3～7 日即可见效。

【适应证】脚跟骨刺。

2. 新型中药药枕

【组成及用法】艾叶、防风、干姜、花椒、寻骨风、威灵仙、透骨草、木香、海桐皮、藿香、佩兰、金银花、菊花、乳香、没药、荆芥、苍术、冰片（另包）、荞麦壳各 30 g，共同加工成粗末装入枕芯。

【适应证】颈椎病。

没 药

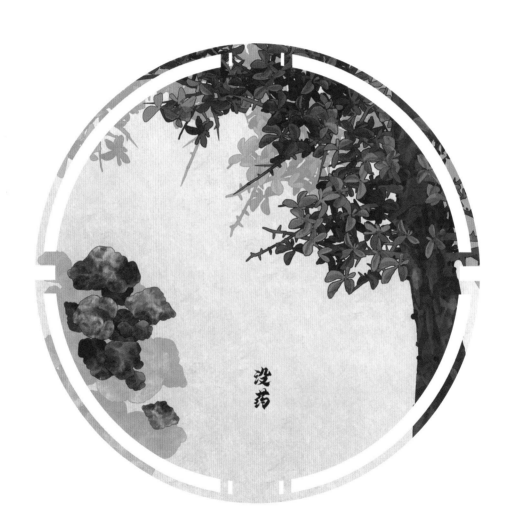

没药苦平，治疮止痛；跌打损伤，破血通用

【性味】 味辛、苦，性平。

【归经】 归心、肝、脾经。

【功效】 散瘀定痛，消肿生肌。

【主治】 胸痹心痛，胃脘疼痛，痛经经闭，产后瘀阻，癥瘕腹痛，风湿痹痛，跌打损伤，痈肿疮疡。

【用法用量】 3～5 g，炮制去油，多入丸、散用。

【注意事项】 孕妇及胃弱者慎用。

没药，别名末药、明没药等，为橄榄科植物地丁树 *Commiphora myrrha* Engl. 或哈地丁树 *Commiphora molmol* Engl. 的干燥树脂。秋、冬二季采收，除去杂质。以块大、棕红色、香气浓而杂质少者为佳。分布于热带地区、非洲东南部及阿比西尼亚、印度等地。

没药香气特异

没药有特异香气，味苦而微辛，始载于宋《开宝本草》，列为上品，历代本草多有记载。明代薛己外科中有"香药调治"心得："伍氏曰：气血闻香则行，闻臭则逆。大抵疮疡多因营气不从，逆于肉里，郁聚为脓，得香之味，则气血流行。"可见对气"香"具有行气血的功效。明清时期人们延续对历代本草的使用，常用于外科的有没药、乳香、白芷等。九龙丹中没药、乳香芳香通络，定痛疏邪，皆为巴豆之辅佐，而各搜求其病本耳。

化学成分与药理研究

没药所含成分因产地不同而有差异。商品没药含挥发油、没药树脂、树胶，少量苦味质并含没药酸、甲酸、乙酸及氧化酶。挥发油含丁香酚、间甲基酚、枯茗酚、β-罕没药酚，其中一种罕没药脂酚含原儿茶酸、儿茶酚、罕没药氧化树脂。树脂与阿伯胶相似，水解则生成阿拉伯糖、半乳糖、木糖等。没药的药理研究如下：

镇痛　在发现吗啡前，没药是常用的镇痛药。大鼠扭体试验证明其有镇痛作用。

抗炎　没药的石油醚组分对角叉菜聚糖诱导的炎症和肉芽肿有显著的抑制作用，还可减少与牙龈炎和牙周炎相关的牙龈炎症。

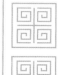

抗血吸虫 在正常剂量下，没药是安全有效的抗血吸虫药，对于肠内血吸虫伴肝脾肿大的治疗没有明显的不良反应。

降血脂 在印度，没药以混合物形式与其他药物的粉末或提取物一起用于抗肥胖、抗凝血和抗动脉粥样硬化。从穆库尔没药树和没药树中得到的没药甾醇能激活脂肪分解酶，抑制肝胆固醇的生物合成，降低全血血清脂质水平和胆固醇水平。

各家论述

《药性论》 主打搲损，心腹血瘀，伤折蹉跌，筋骨瘀痛，金刃所损，痛不可忍，皆以酒投饮之。

《海药本草》 主折伤马坠，推陈置新，能生好血，研烂，以热酒调服。堕胎、心腹俱痛及野鸡漏痔、产后血气痛，并宜丸、散中服。

《日华子本草》 破癥结宿血，消肿毒。

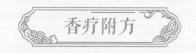

1. 透体异香丸

【组成及用法】沉香、木香、丁香、藿香、没药、零陵香、甘松、缩砂仁、丁皮、官桂、白芷、细茶、香附、儿茶、白蔻、槟榔、人参各 50 g，乳香、檀香、山奈、细辛、益智仁、当归、川芎、首乌各 15 g，麝香、樟脑各 10 g，薄荷 50 g，粉草 250 g。先将粉草煮汁去渣熬膏，前药为末，炼蜜和膏捣丸，如芡实大。清晨含化 1 丸，黄酒送下。

【适应证】五劳七伤，诸虚百损，体气、口气等。

2. 治脑动脉硬化药枕

【组成及用法】丹参、乳香、没药、五灵脂、川芎、羌活、当归各 120 g，赤芍、菖蒲、薤白各 60 g，翀作枕芯，每日枕用。

【适应证】活血化瘀、疏通经络、安神定志。

3. 糖尿病足部感染足浴方

【组成及用法】桂枝、生附片各 50 g，紫丹参、忍冬藤、生黄芪各 100 g，乳香、没药各 24 g。将上药放入锅中，加 5 000 mL 水，文火煮沸后再煎 20 分钟，将药液倒入木桶中，待温度降至 50℃左右时，患足放入药液中浸泡，药液可浸至膝部。每次 30 分钟，每日 1 次。每剂药可浸泡 5 日。以后每次浸泡，仍将原药的药渣一同放入锅内煮沸。

【适应证】糖尿病肢端坏疽。

枫香脂

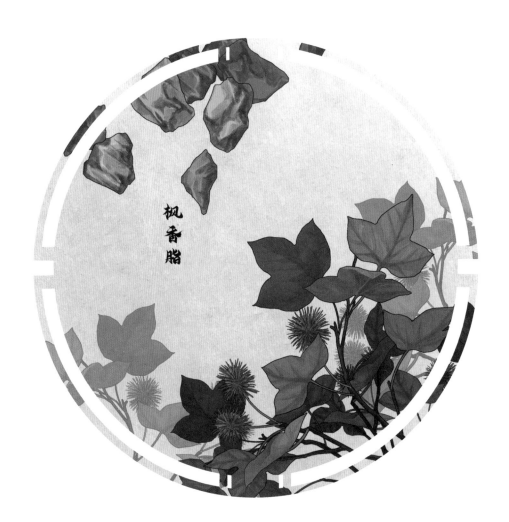

枫香脂辛，其气清香；活血止痛，凉血止血

【性味】味辛、微苦，性平。

【归经】归肺、脾经。

【功效】活血止痛，解毒生肌，凉血止血。

【主治】跌扑损伤，痈疽肿痛，吐血，衄血，外伤出血。

【用法用量】1～3 g，宜入丸、散用。外用适量。

【注意事项】孕妇禁服。

枫香脂，别名白胶香、枫脂、白胶、芸香等，为金缕梅科植物枫香 *Liquidambar formosana* Hance 的干燥树脂。7、8 月间割裂树干，使树脂流出，10 月至次年 4 月采收，阴干。以粒大或块大、质脆、半透明、无杂质者为佳。分布于中国浙江、江西、福建、云南等地。

枫香脂气香

枫香脂气香，古人云："其气清香，能透心肾，益脾胃。"《证类本草》云："枫香脂，味辛、苦，平，无毒。主隐疹风痒，浮肿，齿痛。一名白胶香。……所在大山皆有。树高大，叶三角。商洛之间多有。五月研树为坎，十一月采脂。"《本草图经》曰："今南方及关陕多有之。似白杨，甚高大。叶圆而作歧，有三角而香。二月有花，白色，乃连著实，大如鸭卵，八月、九月熟，暴干，可烧。其脂为白胶香。"李时珍释其名曰："枫树枝弱善摇，故字从枫。俗呼香枫。"《南方草木状》谓其"有脂而香"，故其树名枫香树。其树脂色白如胶而有香气，故名枫香脂，又名白胶香。

化学成分与药理研究

枫香脂中含挥发油，其中主要成分为倍半萜烯类化合物及桂皮酸酯、桂皮酸、桂皮醇、等。枫香脂的药理研究如下：

抗血栓形成　枫香脂及其挥发油抗血栓作用与促进纤溶活性和提高血小板环磷酸腺苷有关，挥发油可能是枫香脂的主要止血成分。

耐缺氧　枫香脂可提升小鼠常压心悸耐缺氧能力，明显延长缺氧时间。

抗心律失常　枫香脂可明显降低氯仿诱导的小鼠心律失常的发生率。

各家论述

《**本草纲目**》 一切痈疽疮疥，金疮吐衄咯血，活血生肌，止痛解毒。烧过揩牙，永无牙疾。

《**新修本草**》 主瘾疹风痒、浮肿、齿痛。其树皮，味辛，平，有小毒，主水肿，下水气，煮汁用之。

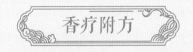

香疗附方

1. 白胶香膏

【组成及用法】枫香脂与乳香等制成膏药外贴局部。

【适应证】跌打损伤，瘀滞疼痛。

2. 枫香膏

【组成及用法】枫香脂 45 g，麻油 500 mL，樟丹 180 g，麝香（研）3 g，腻粉（研）3 g，黄蜡 1 g，肉桂（去粗皮切碎）、川芎（切碎）、藁本（去苗土切碎）、细辛（去苗叶切碎）、白芷（切碎）、乳香（研）、当归、密陀僧（研）各 30 g，丹砂（研细）、盐各 15 g。先将油煎令沸，次下白芷等 6 味，煎候白芷赤黑色滤出，下蜡、枫香脂候熔尽，以绵滤去渣，下铅丹、密陀僧、乳香，以柳棍搅煎候变成黑色，即下盐、朱砂、麝香、腻粉等搅匀，倾入瓷盆内，静置地上一宿除火毒，分摊布上。贴患处，每日 2 次。

【适应证】乳痈等痈疮。

3. 塞耳方

【组成及用法】枫香脂 1.5 g，巴豆 7 粒。同研共入，捻为丸，如枣核大。绵裹塞入耳中。

【适应证】耳聋。

芳香本草

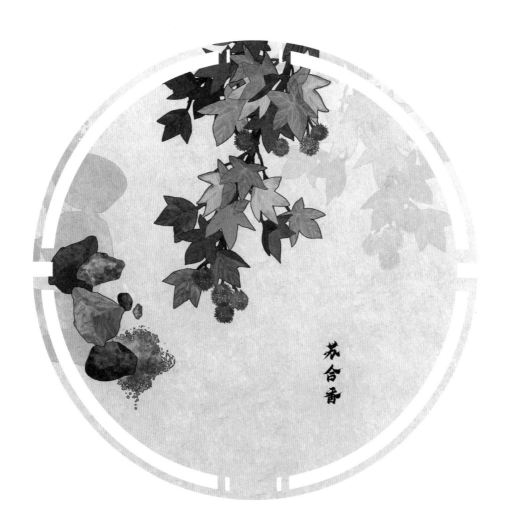

苏合香

苏合香，别称帝膏、苏合油、帝油流等，为金缕梅科乔木植物苏合香树 *Liquidambar orientalis* Mill. 树干渗出的香树脂，经加工精制而成。5～8 月采收，煎煮、滤出树脂的乳液再分离除去水分即得天然品。以棕黄色或暗棕色、半透明、香气浓者为佳。分布于非洲、印度、土耳其，中国广西、云南等地。

苏合香甘，祛痰辟秽；蛊毒痫痉，梦魇能去

【性味】味辛，性温。

【归经】归心、脾经。

【功效】开窍，辟秽，止痛。

【主治】中风痰厥，猝然昏倒，胸痹心痛，胸腹冷痛，惊痫。

【用法用量】0.3～1 g，宜入丸、散用。

【注意事项】孕妇慎用。

苏合香气芳香

苏合香，芳香走窜，辛温开通，具有温开之效，正如古人云："气窜香，能通诸窍脏腑。"苏合香始载于《名医别录》，列为上品，其后历代本草均有收载。因苏合香原出苏合国（今伊朗），故名。《古方选注》载："苏合香能通十二经络、三百六十五窍。"其与安息香、麝香、沉香、香附等组成的苏合香丸（《张氏医通》卷十三）治疗一切恶毒之气中人，关窍不通，气闭属寒证者。《梁书》云："中天竺国出苏合香，是诸香汁煎成，非自然一物也。"

化学成分与药理研究

苏合香含有萜类和挥发油，包括单萜、倍半萜、三萜类化合物及芳樟醇、α-松香油醇、二氢香豆酮、柠檬烯、桂皮醛、乙苯酚、环氧桂皮醇、桂皮酸酯、苯甲酸、棕榈酸、亚麻油等。苏合香的药理研究如下：

调节中枢神经 苏合香既能对抗苦味酸的中枢兴奋作用，又能缩短戊巴比妥所致小鼠睡眠时间，表现为既兴奋又抑制的双向调节作用。

抗心肌缺血 苏合香具有抗心肌缺血作用，可以抑制模型大鼠心电图 ST 段的升高，降低梗死面积和梗死区重量，其作用机制可能与改善能量代谢障碍、促进血清和心肌组织中一氧化氮生成和释放，扩张冠脉保护血管有关；并可通过抗自由基损伤、抑制炎症反应而起到保护心肌细胞的作用。

抗炎　苏合香可缓解局部炎症，如湿疹和瘙痒，促进溃疡与创伤的愈合。

各家论述

《**名医别录**》　主辟秽，杀鬼精物、温疟、蛊毒、痫痓，去三虫，除邪，不梦，忤魇寐，通神明，久服轻身长年。生中台川谷。

《**新修本草**》　此香从西域昆仑来。

《**唐本草**》　苏合香，紫赤色，与紫真檀相似，坚实，极芬香，惟重如石，烧之灰白者好。

香疗附方

1. 百和香

【组成及用法】沉水香 250 g，丁子香、鸡骨香、兜娄婆香、甲香各 100 g，薰陆香、白檀香、熟捷香、炭末各 100 g，零陵香、藿香、青桂香、白渐香、青木香、甘松香各 50 g，雀头香、苏合香、安息香、麝香、燕香各 25 g。上二十味末之，酒洒令软，再宿酒气歇，以白蜜和，放入瓷器中，蜡纸封，勿令泄。冬月开取用，尤佳。

【适应证】体气。

2. 香发散

【组成及用法】零陵香 50 g，辛夷、玫瑰花各 25 g，檀香 30 g，川大黄、甘草、粉丹皮各 20 g，山奈、公丁香、细辛、苏合香油各 15 g，白芷 150 g。共为细末，用苏合香油搅匀，晾干，研细。药面掺发上，篦去。

【适应证】脱发、白发。

3. 三香枕

【组成及用法】苏合香、檀香、安息香、冰片各 10 g，玫瑰花 250 g，磁石 200 g。每晚枕之。

【适应证】角膜溃疡及眼肌无力、眼底的渗出性增殖性改变等眼疾。

芳 香 本 草

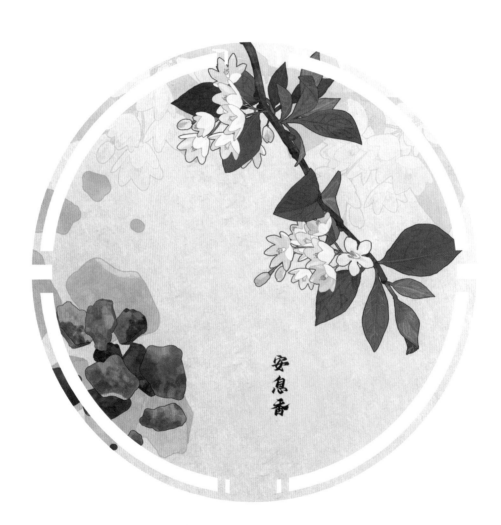

安息香

安息香辛，开窍清神；行气活血，心腹痛安

【性味】味辛、苦，性平。

【归经】归心、脾经。

【功效】开窍清神，行气活血，止痛。

【主治】中风痰厥，气郁暴厥，中恶昏迷，心腹疼痛，产后血晕，小儿惊风。

【用法用量】0.6～1.5 g，多入丸、散用。

【注意事项】气虚不足、阴虚火旺者慎服。

安息香，别名白花榔、金银香、苏门答腊安息香、越南安息香等，为安息香科植物白花树 Styrax tonkinensis（Pierre）Craib ex Hart. 的干燥树脂。于夏、秋二季割裂树干，收集流出的树脂，阴干。以色黄白、无杂质、气芳香者为佳。分布于中国浙江等地。

安息气芳香

安息香气芳香，味微辛，嚼之有沙粒感。有别于其他香品之处更在于它的药用功能突出，能够"净身心、驱污秽、祛疾病、觉睡眠"。传说汉朝时期，京城逢瘟疫，西方使臣带来一块鸡蛋大小的安息香，并在京城焚香，整个京城都闻到了这股神奇的香气，并且这股香气驱赶了瘟疫。古人有诗赞叹："天下争传第一香，麝沉哪足此芬芳。通窍解乏神俱爽，驱秽安眠暑亦凉。"四大名著之一的《红楼梦》第九十七回写道：宝玉在婚礼上揭开新娘的盖头，发现竟然不是朝思暮想的林妹妹，顿时旧病复发，昏厥起来。家人连忙"满屋里点起安息香来，定住他的魂魄"。由此可见安息香的医用效果已经被很多人认知。

化学成分与药理研究

安息香属植物主要含有香脂酸类、木脂素类以及三萜类成分，现代药理研究表明其对局灶性脑缺血大鼠具有脑保护作用，可抑制炎症相关因子的表达，还可显著提高大鼠雌激素、孕激素水平，影响内分泌。安息香的药理研究如下：

脑保护 安息香能降低模型大鼠的脑含水量和脑水肿率，减小脑梗死范围。

解热抗炎 安息香可抑制内毒素或 2，4-二硝基酚所致大鼠体温升高，对醋酸所致的小鼠腹腔毛细血管通透性亢进同样有一定抑制作用。

　　促进雌激素的合成　安息香能显著增加大鼠血清雌二醇、黄体酮水平以及子宫、卵巢湿重，推测安息香可能直接作用于卵巢，从而影响内分泌。

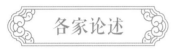

各家论述

《唐本草》　主心腹恶气。

《海药本草》　主男子遗精，暖肾，辟恶气。

《日华子本草》　治血邪，霍乱，风痛，妇人血噤并产后血运。

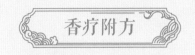

香疗附方

1. 搐鼻散

【组成及用法】丹参 45 g，川芎 30 g，人参、泽泻、何首乌、红花、姜黄、路路通、朱砂各 15 g，五灵脂、石菖蒲各 12 g，苏合香、安息香、乳香各 10 g，冰片 5 g。以上方药共研极细末，过 120 目筛，密贮备用。临用时取药末约 0.3 g 放鼻孔内吸入，每日 6～10 次。

【适应证】鼻塞。

2. 鼻塞吸入方

【组成及用法】将药液，（中药煎液、复方安息香）加入 1 杯沸水中，将杯口置入口鼻之下，并用一块厚毛巾罩住入口及患部，以免蒸气散失过快。每次 15～30 分钟，每天 1～2 次。

【适应证】鼻塞。

3. 三香枕

【组成及用法】苏合香、檀香，安息香、冰片各 10 g，玫瑰花 250 g，磁石 200 g。每晚枕之。

【适应证】角膜溃疡、眼肌无力、眼底的渗出性增殖性改变等眼疾。

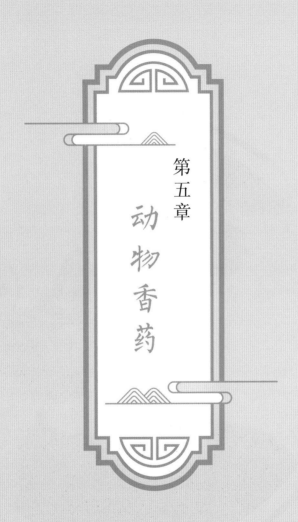

第五章

动物香药

麝 香

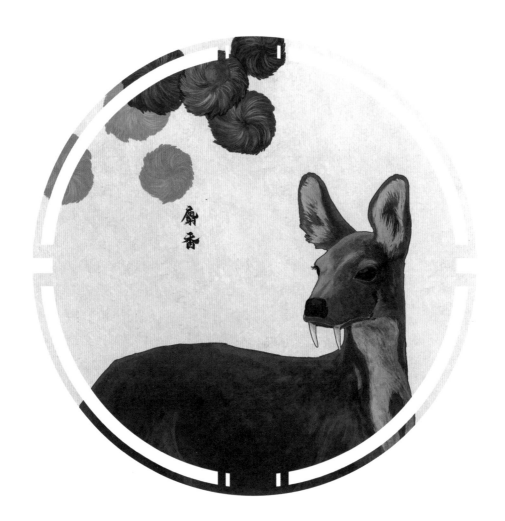

麝香

麝香辛温，气味极香；走窜甚烈，醒神回苏

【性味】味辛，性温。

【归经】归心、脾经。

【功效】开窍醒神，活血通经，消肿止痛。

【主治】热病神昏，中风痰厥，气郁暴厥，中恶昏迷，经闭，癥瘕，难产死胎，胸痹心痛，心腹暴痛，跌扑伤痛，痹痛麻木，痈肿瘰疬，咽喉肿痛。

【用法用量】0.03～0.1 g，多入丸、散用。外用适量。

【注意事项】孕妇禁用。

麝香，别名射父、脐香、麝脐香、四味臭等，为鹿科动物林麝 Moschus berezovskii Flerov、马麝 Moschus sifanicus Przewalski 或原麝 Moschus moschiferus Linnaeus 成熟雄体香囊中的干燥分泌物。多在冬季至次春猎取，猎获后，割取香囊，阴干，习称"毛壳麝香"；剖开香囊，除去囊壳，习称"麝香仁"。以饱满、皮薄、仁多、捏之有弹性、香气浓烈者为佳。分布于中国四川、西藏、陕西、青海、云南等地。

麝香气香浓烈

麝香气香浓烈而特异，是一种高级香料，如果在室内放一丁点，便会满屋清香，气味迥异。麝香不仅芳香宜人，而且香味持久。唐代诗人杜甫在《丁香》诗中曰："晚坠兰麝中"。麝香是配制高级香精的重要原料。古代文人、诗人、画家都在上等麝料中加少许麝香，制成"麝墨"写字、作画，芳香清幽，若将字画封妥，可长期保存，防腐防蛀。古书《医学入门》中："麝香，通关透窍，上达肌肉。内入骨髓……"《本草纲目》云："盖麝香走窜，能通诸窍之不利，开经络之壅遏。"其意是说麝香可很快进入肌肉及骨髓，能充分发挥药性。治疗疮毒时，药中适量加点麝香，药效特别明显。在牛黄丸、苏合香丸、西黄丸、麝香保心丸、片仔癀、云南白药等产品中都有麝香的使用。西药用麝香作强心剂、兴奋剂等急救药。

化学成分与药理研究

麝香含有多种化学成分，其中包括大环酮类、含氮杂环类和甾体类化合物等。麝香的药理研究如下：

调节中枢神经　麝香表现为兴奋和抑制的双重作用。小剂量兴奋中枢，大剂量则抑制中枢。

抗心肌缺血　麝香延长动物耐缺氧时间，能够改善垂体后叶素引起的心电变化，抑制心肌酶活性的升高，减少心肌缺血范围，具有抗动物心肌缺血的作用。

抗炎　麝香对炎症有明显效果，尤其对早期、中期作用较强。

避孕　麝香对子宫有明显的兴奋作用和增强宫缩的作用，尤其对在体妊娠子宫更为敏感，对非妊娠子宫的兴奋发生较慢，但作用持久，麝香酮能明显增加子宫收缩频率和强度，并有抗着床和抗早孕作用，且随孕期延长，避孕作用更明显。

调节免疫　麝香水溶性蛋白对体液免疫和细胞免疫有增强作用。

抗肿瘤　麝香抗肿瘤的机制研究主要有细胞毒作用、诱导癌细胞凋亡、影响癌基因、抑癌基因的表达等几个方面。

各家论述

《**本草纲目**》　通诸窍，开经络，透肌骨，解酒毒，消瓜果食积，治中风、中气、中恶、痰厥、积聚癥瘕。……盖麝走窜，能通诸窍之不利，开经络之壅遏，若诸风、诸气、诸血、诸痛、惊痫、癥瘕诸病，经络壅闭，孔窍不利者，安得不用为引导以开之通之耶？非不可用也，但不可过耳。

《**本草经集注**》　疗蛇虺百虫毒。

《**本草正**》　除一切恶疮痔漏肿痛，脓水腐肉，面䵟斑疹。凡气滞为病者，俱宜用之。若鼠咬、虫咬成疮，以麝香封之。

《**名医别录**》　中恶，心腹暴痛胀急，痞满，风毒，妇人难产，堕胎，去面䵟，目中肤翳。

1. 焦虑症香佩方

【组成及用法】沉香、丁香、甘松香、藿香、木香、鸡舌香、雀脑香各 30 g，麝香 15 g，檀香 90 g，零陵香 300 g。将上药研细末，制成香囊，随身佩戴。

【适应证】焦虑症。

2. 悲伤香浴方

【组成及用法】沉香、麝香、白檀香、青木香、零陵香、甘松香、藿香各 20 g，丁香 10 g。将上述药物水煎去渣，把药液倒入浴缸中，然后将全身浸泡在浴缸中 10～15 分钟。

【适应证】悲伤。

3. 延年香佩方

【组成及用法】沉香、麝香、白檀香、木香、零陵香、甘松香、藿香、丁香、鸡舌香、白芷、细辛、川芎、槟榔、肉豆蔻各 30 g，龙脑 50 g，将上药捣罗为末，炼蜜为丸。用时香囊佩戴 1 丸，含化 1 丸。

【适应证】延缓衰老。

牛　黄

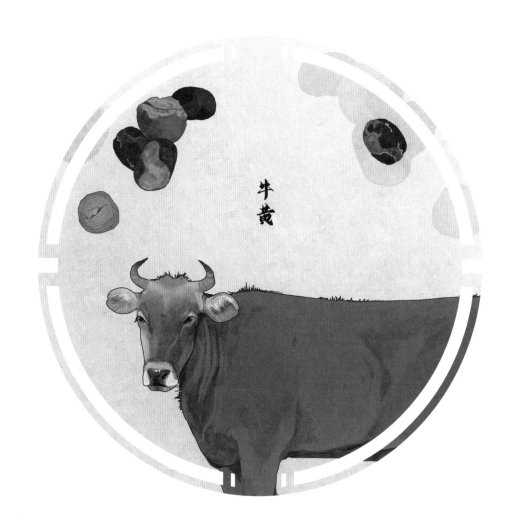

牛黄

牛黄味苦，大治风痰；定魂安魄，惊痛灵丹

【性味】味甘，性凉。

【归经】归心、肝经。

【功效】清心，豁痰，开窍，凉肝，息风，解毒。

【主治】热病神昏，中风痰迷，惊痫抽搐，癫痫发狂，咽喉肿痛，口舌生疮，痈肿疔疮。

【用法用量】0.15～0.35 g，多入丸、散用。外用适量，研末敷患处。

【注意事项】

（1）非实热证不宜用。

（2）孕妇慎用。

牛黄，别名西黄、犀黄、丑宝等，为牛科动物牛 *Bos taurus domesticus* Gmelin 的干燥胆结石。宰牛时，如发现有牛黄，即滤去胆汁，将牛黄取出，除去外部薄膜，阴干。以完整、棕色、表面光泽细腻、体轻松脆、断面层纹薄、清晰而细腻、入口有清凉感、味苦而后甘者为佳。分布于中国北京、天津、内蒙古、东北等地。

牛黄气清香

牛黄气清香，味苦而后甘，有清凉感，嚼之易碎，不粘牙，是一味开窍良药。《本草通玄》曰："牛黄体轻气香，置舌上，先苦后甘，清凉透心者为真。"牛黄气味浓郁芳香而攻窜入心经，能清心祛痰，可以治疗热病热入心包及痰热蒙闭清窍而致神昏之证，如芳香开窍之剂安宫牛黄丸、牛黄清心丸能使内外透达，邪有出路，以开窍醒脑复神。因天然牛黄取材于患有胆结石的病牛，药材非常珍贵，古有"千金易得，牛黄难求"之说。《本草纲目》云："药中之贵，莫复过此。一子及三二分，好者值五六千至一万也。"现代为了满足人们对牛黄的需求，有在牛的胆囊中种植人造结石的方法（人工植黄）或用牛胆汁或猪胆汁人工提取的方法获得人工牛黄，但疗效和天然牛黄不能相比。

化学成分与药理研究

牛黄含有胆汁酸类（如胆酸、去氧胆酸、石胆酸）、胆色素（如胆红素、胆绿素）、胆甾醇、蛋白质、无机盐等化学成分。牛黄的药理研究如下：

调节中枢神经　牛黄及其代用品具有镇静及催眠、抗惊厥抗癫痫、解热镇痛以及抗脑损伤保护脑血管作用，其对中枢神经系统的作用物质基础可能是牛磺酸。

改善心功能　牛黄成分之一的牛磺酸可抑制心室肌细胞钙内流，减轻细胞钙超载，能对抗肾上腺素、地高辛和洋地黄诱发的心律失常。同时，抑制血管平滑肌细胞增生和内膜增厚，抗高血压和抗动脉粥样硬化，降低血脂，抑制血小板凝集与血栓形成，保护心肌，抗心力衰竭。

对消化系统的影响　牛黄及其代用品对胃肠道运动及肠道平滑肌具有解痉、刺激肠蠕动和通便作用，同时具有保肝利胆的作用，其机制可能与所含的主要化学成分熊去氧胆酸、胆汁酸、胆红素及牛磺酸等有关。

镇咳、祛痰　牛黄及其代用品具有镇咳和祛痰作用，胆汁酸可能是发挥镇咳和祛痰作用的有效成分。

调节免疫　牛黄及其代用品化学成分中熊去氧胆酸和牛磺鹅去氧胆酸具有免疫调节作用，熊去氧胆酸可减少免疫介导的肝损伤，促使原发性胆汁性肝硬化患者的淋巴细胞恢复杀伤能力，使淋巴功能恢复正常。

抗炎和抗氧化　牛黄及其代用品都具有显著的抗炎作用，抑制炎症的渗出和肉芽组织增生，对急性、慢性炎症模型均有效。牛黄及其代用品中的胆红素是机体抵抗脂质过氧化，清除自由基的一种天然抗氧化剂。

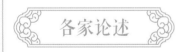

各家论述

《神农本草经》　主惊痫寒热，热盛狂痓。

《名医别录》　疗小儿诸痫热，口不开；大人狂癫，又堕胎。

《药性论》　小儿夜啼，主卒中恶。

《日用本草》　治惊痫搐搦烦热之疾，清心化热，利痰凉惊。

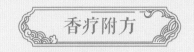

香疗附方

1. 防中暑香囊

【组成及用法】藿香、佩兰，川芎、白芷各9g，雄黄、冰片、硼砂各6g，牛黄3g，研成细末。取15g装入小袋内，令小儿佩之，10日调换香囊内的药物1次。本疗法一般小儿均可应用，无所禁忌。在小儿沐浴或洗脸；时应把香袋取下，以免受潮降低疗效。

【适应证】小儿中暑。

2. 小儿夜啼症香囊

【组成及用法】蝉衣身10g，黄连、当归、石菖蒲、白术各5g，陈皮、公丁香、水灯芯、砂仁各4g，牛黄、冰片各2g。共研细成末装入用花棉布做成的等边三角形内，然后用线前后左右缝扎紧压平，挂于小儿胸前或缝贴于小儿内衣上。

【适应证】小儿夜啼症。

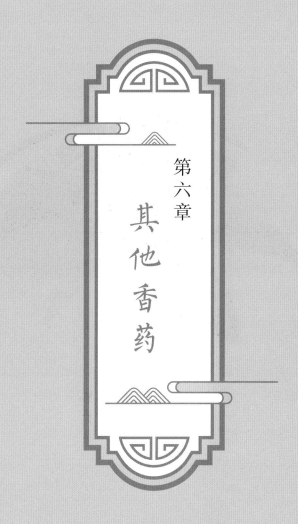

第六章

其他香药

冰　片

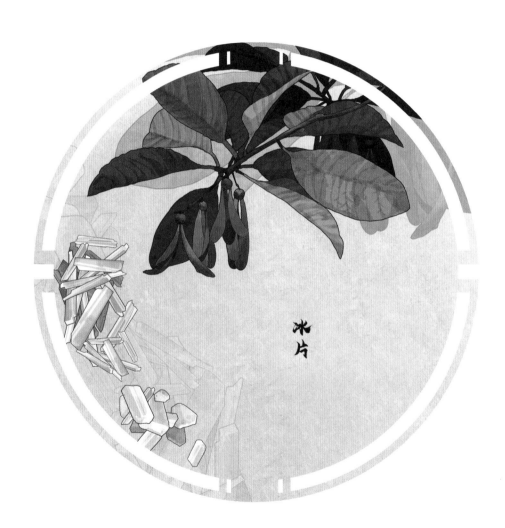

冰片

冰片性寒，主散郁火；透骨除热，走而不守

【性味】味辛、苦，性微寒。

【归经】归心、脾、肺经。

【功效】开窍醒神，清热止痛。

【主治】热病神昏、惊厥，中风痰厥，气郁暴厥，中恶昏迷，胸痹心痛，目赤，口疮，咽喉肿痛，耳道流脓。

【用法用量】内服：入丸、散，0.15～0.3 g。外用研粉点敷患处。

【注意事项】孕妇慎用。

冰片，别名梅片、龙脑香、羯布罗香、梅花脑、瑞龙脑等，为龙脑香科植物龙脑香树 Dryobalanops aromatica Gaertn.f 树脂加工品，或菊科植物艾纳香 Blumea balsamifera. DC 的叶中提取物的结晶，或用樟脑、松节油等经化学方法合成。全年可采，多于秋季采伐，于龙脑香树干的裂缝处，采取干燥的树脂，进行加工；或砍下树枝及树干，切成碎片，经蒸馏升华，冷却后即成结晶。龙脑冰片以片大而薄、色洁白、质松、气清香纯正者为佳。机制冰片以气清香、味辛凉、燃烧时有黑烟、无残迹遗留为佳。分布于东南亚、中国台湾等地。

冰片气清香

冰片气清香，具挥发性。《本草经疏》记载："龙脑香，其香为百药之冠。气芳烈，味大辛，阳中之阳，升也散也，性善走窜开窍，无往不达，芳香之气，能辟一切邪恶，辛热之性，能散一切风湿，故主心腹邪气及风湿积聚也。"龙脑，即冰片，又称龙脑香。相传，冰片是唐代杨贵妃特别喜欢的一种香药，常佩戴着御赐的龙脑冰片在宫廷里徐徐漫步。《酉阳杂俎》曾记载："天宝末，交趾贡龙脑，如禅、蚕形……上唯赐贵妃十枚，香气彻十余步。"在佛教里，龙脑还是"浴佛"的主要香料，被列入"密宗五香"，即沉香、檀香、丁香、郁金香、龙脑香。在亚洲某些国家，龙脑香树的树膏甚至也会被用作佛灯的灯油。冰片还是饮食文化中的一抹小清新。《香乘》有云："龙脑香与茶宜，龙脑之清香为百药之先，于茶亦相宜，多则掩茶气味。"

化学成分与药理研究

冰片主要分为天然冰片和合成冰片，天然冰片的主要成分为右旋龙脑，合成冰片的主要化学成分除龙脑以外，还含有大量的异龙脑等。冰片的药理研究如下：

调节中枢神经　实验表明有明显镇痛和镇静作用，异龙脑的作用比龙脑强。培养液中加冰片有促进神经膜细胞（神经胶质细胞）生长和分裂的作用，其最佳浓度为40 mg/100 mL。

引产　冰片对妊娠早期无明显引产作用，对妊娠中期和晚期有显著引产作用。

抗炎　5%龙脑或异龙脑乳剂涂耳对2%巴豆油合剂涂耳所致小鼠炎症反应有抑制作用，其中异龙脑作用显著。

抗菌　冰片对金黄色葡萄球菌、乙型溶血性链球菌、草绿色链球菌、肺炎链球菌和大肠杆菌等，在试管内均有明显抗菌作用，且抗菌作用相似，低浓度抑菌，高浓度杀菌。对猪霍乱弧菌也有抑制作用。

止痛　激光烧伤创面直接使用冰片后，动物模型痛阈值比京万红组（阳性对照）和生理盐水组（阴性对照）分别高2.78倍和6.24倍。使用含冰片的复方制剂治疗临床各种疼痛也时有报道。

各家论述

《新修本草》　主心腹邪气，风湿积聚，耳聋，明目，去目赤肤翳。

《本草纲目》　疗喉痹、脑痛、鼻瘜、齿痛、伤寒舌出、小儿痘陷。通诸窍，散郁火。

《医林纂要》　冰片主散郁火，能透骨热，治惊痫、痰迷、喉痹，舌胀、牙痛、耳聋、鼻息、目赤浮翳、痘毒内陷、杀虫、痔疮、催生，性走而不守，亦能生肌止痛。然散而易竭，是终归阴寒也。

香疗附方

1. 蟾酥散

【组成及用法】蟾酥、冰片、雄黄各 2 g，细辛 3 g、牛黄 1 g。上药分研极细末，混合后装瓶中密闭。每次取少许吹入鼻中。

【适应证】中暑，暑入心包，昏仆不省。

2. 风寒感冒塞鼻香疗方

【组成及用法】白芷 3 g，冰片 6 g。共研细末，过筛，贮瓶密封，用时取药粉适量，药棉裹之，塞入一侧鼻孔内，每侧鼻孔交替塞 30 分钟。每日 3 次，3 日为 1 个疗程。

【适应证】风寒感冒。

3. 厚生堂秘制滴耳油

【组成及用法】冰片 0.6 g，青黛少许，调入稍温热的核桃油 30 g 内，调匀后滴耳内。

【适应证】中耳炎。

樟　脑

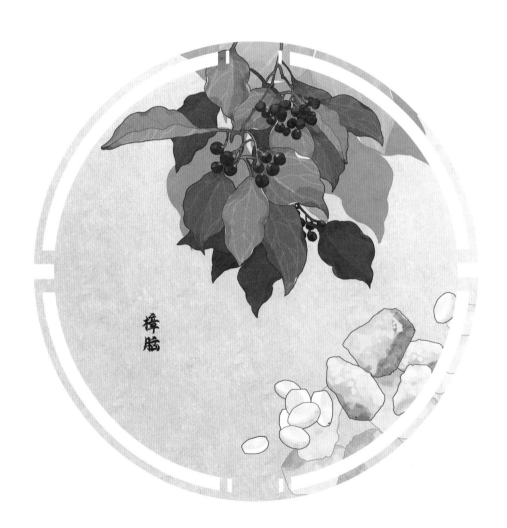

樟脑辛热，开窍杀虫；理气辟浊，除痒止疼

【性味】味辛，性热。

【归经】归心、脾经。

【功效】开窍辟秽，除湿杀虫，温散止痛。

【主治】痧胀腹痛、吐泻神昏；疥癣瘙痒、疮疡湿烂、寒湿脚气；牙痛、跌打伤痛。

【用法用量】内服：入丸、散，0.06～0.15 g，又入煎剂，或用酒溶化内服。外用适量。

【注意事项】

（1）本品有毒，内服宜慎。

（2）气虚阴亏、有实热者及孕妇忌服。

樟脑，别名韶脑、潮脑、脑子、油脑、树脑、洋冰等，为樟科常绿乔木樟 *Cinnamomum camphora* (L.) Presl 的枝、干、叶及根部，经提炼制成的颗粒状结晶。秋季采收樟树的枝叶，蒸馏提炼。以洁白、透明、纯净者为佳。分布于中国台湾、贵州广西、福建、江西、四川、广东、浙江、安徽等地。

樟脑气芳香浓烈刺鼻

樟脑气芳香浓烈刺鼻，味初辛辣，后清凉，主含樟脑，始载于《本草品汇精要》，列为木部上品，其后各主要本草著作多予收载。《本草纲目》曰："禀龙火之气，去湿杀虫，此其所长。故烧烟熏衣筐席簟，能辟壁虱、虫蛀。"《本草便读》载："芳香燥湿，资外治之需，辛热杀虫，为搽疮之药。"樟脑辛热香窜，可以治疗心脑血管引起的神志昏迷，伴随气出口臭、烦躁不宁、舌苔黄腻有开窍作用。

化学成分与药理研究

樟脑为一种双环萜酮物质。樟脑的药理研究如下：

强心 樟脑在体内代谢过程中生成的氧化樟脑，有强心作用，可直接兴奋心肌，加强心肌的心缩力，保护心脏功能。

活血散肿 樟脑具有散肿、活血作用。临床用含樟脑的清凉油治疗新生儿硬肿症，樟脑酒治疗冻疮。

杀螨 樟脑具有驱蚊、抑菌的药效。樟脑油还具有良好的体外抗蠕形螨的作用，机制可能是通过直接触杀作用和神经肌肉毒性作用完成的。

调节肝药酶 樟脑可以使细胞色素、芳基烃羟化酶和谷胱甘肽 S-转移酶的活动大量增加，提高肝脏中谷胱甘肽水平。

其他 樟脑在宋代已作药用，可以用于杀菌，止痒，发红剂，引产，催情，避孕和哺乳抑制剂。

各家论述

《**本草品汇精要**》 主杀虫，除疥癣，疗汤火疮，敌秽气。

《**本草纲目**》 通关窍，利滞气，治邪气、霍乱、心腹痛、寒湿脚气、疥癣、风瘙、龋齿，杀虫，避蠹，着鞋中去脚气。辛热香窜，禀龙火之气去湿杀虫，此其所长。故烧烟熏衣笥席簟，能避壁虱，虫蛀。

《**普济方**》 作膏治诸恶疮及打仆损伤，风湿脚气等疾。

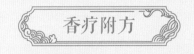

1. 省头香方

【组成及用法】茅香、山柰、荆芥、川芎、檀香、细辛、沉香、防风、川椒、樟脑各 50 g，白芷、甘松、广零陵香、香附子各 100 g。上为细末，掺头发内。

【适应证】香发。

2. 香佩方

【组成及用法】石胡姜 30 g，大青叶、舒菊花香白、大黄各 12 g，贯众 15 g，桂皮、猪牙皂、甘松各 6 g，山柰、丁香、北细辛各 3 g，檀香、黄兰花、苍术各 9 g。将上列药物炮制好，碾为细末。再将人工麝香 3 g，雄黄 6 g，龙脑 21 g，樟脑 12 g，薄荷脑 15 g，分别研末后陆续加入，和匀备用。用布做成香囊随身携带。

【适应证】香身。

3. 寒凝痛经敷脐法

【组成及用法】当归、吴茱萸、肉桂、细辛、乳香、没药各 50 g，樟脑 3 g（研末）。先将当归、吴茱萸、肉桂、细辛共水煎 2 次，滤液浓缩成稠状，混入溶于适量 95% 乙醇的乳香药液中，烘干后研细末加樟脑备用。经前 3 天取末 3 g，用黄酒数滴拌成糯糊状，外敷脐中，用伤湿止痛膏固定，药干则调换 1 次，经行后 3 日取下，每月 1 次，连续使用，治愈或有微痛为止。

【适应证】寒凝痛经。

参考文献

第一章

[1] 国家药典委员会.中华人民共和国药典［M］.北京：中国医药科技出版社，2020.

[2] 高学敏.中药学［M］.北京：中国中医药出版社，2012.

[3] 王国强.全国中草药汇编［M］.北京：人民卫生出版社，2014.

[4] 朱邦贤，夏翔.中国中医独特疗法大全［M］.上海：上海科学技术出版社，2019.

[5] 刘长江.名老中医治病妙招［M］.北京：中医古籍出版社，2017.

[6] 王辉，王翔艳.偏头痛患者的家庭养护［M］.北京：科学技术文献出版社，2009.

[7] 朱坤福，祝蕾.中医外治疗法［M］.北京：中医古籍出版社，2019.

[8] 南京中医学院.最好的通俗中医公开课中医学概论［M］.长沙：湖南科技出版社，2013.

[9] 高树中，纪立金.中医药物衣着疗法大全［M］.济南：济南出版社，1998.

[10] 吴震西，赵孝明，吴自强，等.中医外治求新［M］.北京：中医古籍出版社，1998.

[11] 杨济秋，杨济中.贵州民间方药集［M］.贵阳：贵州人民出版社，1958.

[12] 陈伙荣.中医实用治病手册外科卷［M］.深圳：深圳报业集团出版社，2010.

[13] 欧阳晓勇.刘复兴［M］.北京：中国医药科技出版

[14] 王惟恒，李艳.疑难病秘验精方大全［M］.修订典藏第 2 版.北京：中国科学技术出版社，2017.

[15] 王仑.风湿病的治疗与调养［M］.上海：上海科学技术文献出版社，2017.

[16] 相世和，王广尧.独特疗法调治头痛头晕［M］.长春：吉林科学技术出版社，2010.

[17] 杨卫平.临床常用中药手册［M］.贵阳：贵州科技出版社，2001.

[18] 徐汝德.常见病效验方荟萃［M］.北京：金盾出版社，2012.

[19] 刘湘雯.很老很老的老偏方——职场疲劳一扫光［M］.南京：江苏科学技术出版社，2012.

[20] 杨明.中医香疗学［M］.北京：中国中医药出版社，2018.

[21] 蒋东鹏，王岩.脑血管病治疗与调养［M］.北京：人民军医出版社，2010.

[22] 石晶明.养生堂《本草纲目》食物妙用速查全书［M］.北京：中国轻工业出版社，2015.

[23] 朱祥麟.李时珍学术论丛［M］.贵阳：贵州科技出版社，2018.

[24] 胡永盛.民间偏方奇效方［M］.长春：吉林科学技术出版社，2016.

[25] 闫川慧.消化性溃疡［M］.太原：山西科学技术出版社，2014.

[26] 梁勇才，梁杰圣.中国外治妙方［M］.北京：科学

技术文献出版社，2003.

［27］靳士英.实用中医外治法［M］.北京：人民军医出版社，1999.

［28］蔡志军，蔡志滨.糖尿病四季调治稳定血糖［M］.北京：金盾出版社，2013.

［29］颜德馨，夏翔.中华养生大全［M］.上海：上海科学技术出版社，2001.

［30］周德生，肖志红.中医外治方全书珍藏本［M］.长沙：湖南科学技术出版社，2015.

［31］张春凤.中药炮制学［M］.北京：中国医药科技出版社，2015.

［32］吴志坚.水与健康［M］.北京：科学技术文献出版社，2018.

［33］贾海生.顽病偏方显奇效［M］.山西：山西科学技术出版社，2016.

［34］郭力.肥胖症预防与调养［M］.北京：中国中医药出版社，2016.

［35］吕晓东.中医五脏养生经丛书［M］.北京：中国中医药出版社，2017.

［36］梅全喜.艾叶的研究与应用［M］.北京：中国中医药出版社，2017.

［37］王惟恒，李艳.中医秘传疼痛灵验妙方大全［M］.修订典藏第2版.北京：中国科学技术出版社，2017.

［38］胥波.不孕不育怎么办［M］.北京：金盾出版社，2014.

［39］任海波，王迎春，麻景梅，等.麻黄的活性成分与临床应用进展［J］.中国药物警戒，2021，18（04）：396-399.

［40］梁军，穆光锐，夏永刚，等.麻黄多糖对卵白蛋白所致豚鼠过敏性哮喘作用研究［J］.中医药学报，2021，49（03）：5-8.

［41］叶晓滨.麻黄常用药对化学成分与药理作用的研究进展［J］.中医研究，2021，34（03）：57-62.

［42］刘英男，牛凤菊，辛义周，等.荆芥的化学成分、药理作用及临床应用研究进展［J］.中国药房，2020，31（11）：1397-1402.

［43］曾剑.荆芥的香味（上）［N］.新民周刊，2020，（16）：82-87.

［44］王亚楠.紫苏叶中黄嘌呤氧化酶抑制物的提取鉴定及生物活性研究［D］.太原：中北大学，2020.

［45］包万柱，张园园，王德宝，等.紫苏叶的营养价值及其产品加工研究进展［J］.农产品加工（上半月），2020，（2）：65-69.

［46］张运晖，赵瑛，欧巧明.紫苏叶化学成分及生物活性研究进展［J］.甘肃农业科技，2020，（12）：69-76.

［47］周勤梅，谯明鸣，彭成，等.紫苏叶挥发油舒张血管作用及其活性物质探究［J］.天然产物研究与开发，2019，31（11）：1949-1953，2000.

［48］郑梅琴，魏燕霞，林瑞余.不同紫苏挥发油化学成分分析［J］.湖北农业科学，2018，57（24）：143-146.

［49］何育佩，郝二伟，谢金玲，等.紫苏药理作用及其化学物质基础研究进展［J］.中草药，2018，49（16）：3957-3968.

［50］宋奇，梁勇满，许亮，等.藁本的本草考证及资源研究进展［J］.中国中医药现代远程教育，2017，15（19）：147-149.

［51］陈月华，智亚楠，宋欢，等.新疆藁本挥发油的抑菌活性及组分分析［J］.化学研究与应用，2019，31（09）：1655-1659.

［52］王甜甜，曹赟，蒋运斌，等.中药辛夷研究进展［J］.亚太传统医药，2017，13（18）：74-78.

［53］李敏，苗明三.香薷的化学、药理与临床应用特点分析［J］.中医学报，2015，30（04）：578-579.

［54］姚奕，许浚，黄广欣，等.香薷的研究进展及其质量标志物预测分析［J］.中草药，2020，51（10）：

2661-2670.

［55］江岁，唐华，肖深根．香薷的临床应用研究［J］.中医药导报，2015，21（09）：95-97.

［56］孙冬月．香薷产地加工与炮制一体化技术研究［D］.沈阳：辽宁中医药大学，2018.

［57］李鸿昌．对中药羌活化学成分及药理作用的研究［J］.当代医药论丛，2019，17（15）：195-197.

［58］杨准，吴笛．九味羌活汤治疗鼻渊验案举隅［J］.亚太传统医药，2021，17（03）：107-109.

［59］张东佳，彭云霞，魏莉霞，等．《中国药典》、古代经典方剂中含羌活制剂分析［J］.中成药，2020，42（10）：2800-2805.

［60］王艺涵，赵佳琛，翁倩倩，等．经典名方中白芷的本草考证［J］.中国现代中药，2020，22（08）：1320-1330.

［61］钱深思，刘美怡，容蓉，等．细辛挥发油的化学成分及其药理和毒理现代研究进展［J］.中国药物警戒，2021，18（04）：388-395.

［62］林家冉，柳红芳，邸莎，等．细辛的临床应用及其用量探究［J］.吉林中医药，2021，41（02）：259-263.

［63］傅钅丐钧，王英平，张瑞．细辛化学成分提取方法和药理活性研究进展［J］.特产研究，2020，42（06）：85-89，95.

［64］张妍，韩倩倩，朱艳琴．α-细辛醚诱导的Eca-109细胞中cytC、bax的表达［J］.郑州大学学报（医学版），2017，（3）：251-254.

［65］李丝雨，刘国秀，李宁宁，等．基于"认-制-配-用"学术思想的金世元薄荷调剂技术［J］.中医杂志，2020，61（04）：298-302.

［66］闫玉红．花花草草也是驱蚊利器［J］.中医健康养生，2018，4（06）：20-21.

［67］许晓莉．"治未病"思想在预防甲型H1N1流感中的应用探讨［J］.中医儿科杂志，2010，6（03）：23-24.

［68］谭艳云，赵扬，王文平，等．药用香囊浅谈［J］.中国民族民间医药，2017，26（14）：6-7.

［69］刘鑫，张宏伟，傅若秋，等．生姜中姜酚类活性成分的抗肿瘤作用及其机制［J］.第三军医大学学报，2017，39（09）：884-890.

［70］陈腾飞．生姜妙用可应急［J］.家庭中医药，2018，25（08）：48-49.

［71］宋力，何永，张雪兵，等．生姜中多酚的提取及其抑菌性研究［J］.信阳师范学院学报（自然科学版），2017，30（03）：445-448.

［72］王贵林，朱路．生姜油的抗炎作用［J］.中药药理与临床，2006，22（5）：26-28.

［73］张旭，赵芬琴．生姜提取液抗炎镇痛作用研究［J］.河南大学学报（医学版），2015，34（1）：26-28.

［74］李月阳，雷根平，董盛，等．柴胡的现代药理作用研究进展［J］.海南医学院学报，2021，05（14）：1-15.

［75］胡倩，金司仪，李丹清，等．柴胡挥发油的研究进展［J］.中南药学，2019，17（09）：1499-1503.

［76］翟春梅，孟祥瑛，付敬菊，等．牡丹皮的现代药学研究进展［J］.中医药信息，2020，37（01）：109-114.

［77］杨小龙，张珂，许俊锋，等．牡丹皮药理作用的研究进展［J］.河南科技大学学报（医学版），2012，30（02）：157-158.

［78］许家其，张海红．广藿香作用的研究进展［J］.神经药理学报，2020，10（03）：27-32.

［79］齐乐辉，王知斌，孟永海，等．中药广藿香有效成分及药理作用研究进展［J］.化学工程师，2018，32（02）：49-50，56.

［80］苏全新．做个香囊过夏天［J］.中医健康养生，2015（06）：78-79.

［81］吴文理，王秋玲.佩兰的应用及研究进展［J］.海峡药学，2019，31（06）：28-30.

［82］李旭冉.佩兰药材产地加工与饮片炮制生产一体化工艺研究［D］.南京：南京中医药大学，2017.

［83］王炎.清暑祛湿话佩兰［J］.金秋，2015，（16）：45.

［84］吕文纲，王鹏程.佩兰化学成分、药理作用及临床应用研究进展［J］.中国中医药科技，2015，22（03）：349-350.

［85］冯佳祺.白豆蔻香气成分萃取、分析及功能性研究［D］.哈尔滨：哈尔滨商业大学，2015.

［86］吕选民，常钰曼.中药香囊的常用组分、功效、制作和防疫保健配方［J］.中国乡村医药，2020，27（05）：54-56.

［87］王喆，蒋圆婷，靳羽含，等.苍术挥发油杀菌活性评价及抑菌机制［J］.食品与生物技术学报，2020，39（12）：21-27.

［88］李涵，金香环，赵百慧，等.北苍术的化学成分及药理活性的研究进展［J］.吉林农业，2019，（03）：72-73.

［89］孔晓旭，左红艳，李杨.粉防己碱的药理作用及临床应用研究进展［J］.国际药学研究杂志，2020，47（07）：496-501.

［90］郭敏，张如意，蔡飞.粉防己碱的药理作用研究进展［J］.中国当代医药，2018，25（18）：30-33.

［91］杨飞霞，王玉，夏鹏飞，等.秦艽化学成分和药理作用研究进展及质量标志物（Q-marker）的预测分析［J］.中草药，2020，51（10）：2718-2731.

［92］章漳，段朝辉，丁侃，等.长梗秦艽酮体外抗肿瘤活性及其作用机制探讨［J］.中国药学杂志，2010，45（04）：259-263.

［93］黄丽平，许远航，邓敏贞，等.茵陈的化学成分、药理作用机制与临床应用研究进展［J］.天然产物研究与开发，2021，33（04）：676-690.

［94］KimHL, et al. Scopoletin downregulates MMP-1 expression in human fibroblasts via inhibition of p38 phosphorylation［J］. International Journal of Molecular Medicine, 2018, 42: 2285-2293.

［95］熊远果，沈瑶，张洪.高良姜药理活性研究新进展［J］.中南药学，2017，15（10）：1418-1421.

［96］曾永长，梁少瑜，吴俊洪，等.药食两用高良姜调控疾病的网络药理学研究［J］.深圳中西医结合杂志，2017，27（18）：1-4+199.

［97］龙凤来，陈美红.大高良姜化学成分及药理作用研究进展［J］.现代农业科技，2016，（24）：73-74.

［98］林明侠.木香的药理及临床研究概况［J］.中医药信息，2005，22（3）：18-19.

［99］吕荣菊，吴清儒，石梦瑶，等.木香药理作用研究进展［J］.中文科技期刊数据库（文摘版）医药卫生，2017，02：133.

［100］魏华，彭勇，马国需，等.木香有效成分及药理作用研究进展［J］.中草药，2012（03）：613-620.

［101］邢梦雨，田崇梅，夏道宗.乌药化学成分及药理作用研究进展［J］.天然产物研究与开发，2017，29（12）：2147-2151.

［102］潘少斌，孔娜，李静，等.香附化学成分及药理作用研究进展［J］.中国现代中药，2019，21（10）：1429-1434.

［103］鞠康，赵利敏.前胡化学成分及其药理作用研究进展［J］.内蒙古中医药，2017，36（03）：142-143.

［104］张村，殷小杰，李丽，等.白花前胡蜜炙前后的药效学比较研究［J］.中国实验方剂学杂志，2010，16（15）：146-148.

［105］张晓娟，张燕丽，左冬冬.川芎的化学成分和药理作用研究进展［J］.中医药信息，2020，37（06）：128-133.

［106］李海刚，胡晒平，周意，等.川芎主要药理活性

成分药理研究进展［J］.中国临床药理学与治疗学，2018，23（11）：1302-1308.

［107］ 刘梅，郭小红，孙全，等.温郁金的化学成分和药理作用研究进展［J］.现代药物与临床，2021，36（01）：204-208.

［108］ 吴自强.治心绞痛外治方［J］.四川中医，1986，（5）：38-39.

［109］ 陈晓军，韦洁，苏华，等.莪术药理作用的研究新进展［J］.药学研究，2018，37（11）：664-668，682.

［110］ 冯娅茹，张文婷，李二文，等.三棱化学成分及药理作用研究进展［J］.中草药，2017，48（22）：4804-4818.

［111］ 辛卫云，苗明三.泽兰的化学、药理及临床应用［J］.中医学报，2015，30（3）：418-420.

［112］ 任伟钰，郑宜鋆，张月梅，等.当归多糖药理作用的研究进展［J］.时珍国医国药，2020，31（10）：2484-2487.

［113］ 郑昆，钟肖飞，张华.艾叶挥发油类成分及其药理作用的研究进展［J］.中国实验方剂学杂志，2020，26（18）：224-234.

［114］ 杨洋，梅全喜，杨光义，等.艾叶在古今瘟疫防治中的研究与应用［J］.时珍国医国药，2020，31（02）：438-441.

［115］ 吕黎平.通鼻灵枕治疗小儿鼻塞观察［J］.光明中医，2007，（09）：61-62.

［116］ 李冀，李想，高彦宇，等.中药石菖蒲研究进展［J］.辽宁中医药大学学报，2019，21（10）：13-17.

［117］ 黄秋强，林连华.安神中药远志的研究进展［J］.世界睡眠医学杂志，2021，8（01）：183-184.

［118］ 冯苏文.中医芳香疗法在失眠症病人中的临床应用研究［J］.全科护理，2017，15（27）：3406-3407，3416.

［119］ 孙林林，乔利，田振华，等.姜黄化学成分及药理作用研究进展［J］.山东中医药大学学报，2019，43（02）：207-212.

第二章

［1］ 国家药典委员会.中华人民共和国药典［M］.北京：中国医药科技出版社，2020.

［2］ 高学敏.中药学［M］.北京：中国中医药出版社，2012.

［3］ 杨明.中医香疗学［M］.北京：中国中医药出版社，2018.

［4］ 张春凤.中药炮制学［M］.北京：中国医药科技出版社，2015.

［5］ 严振.实用中草药［M］.北京：人民卫生出版社，2009.

［6］ 周德生，肖志红.中医外治方全书［M］.珍藏本.长沙：湖南科学技术出版社，2015.

［7］ 范虹.在家轻松防治胃病［M］.北京：金盾出版社，2016.

［8］ 戴居云，王子芳.世界中医无痛特色疗法［M］.上海：上海世界图书出版公司，2007.

［9］ 马汴梁.便秘自我调治［M］.北京：金盾出版社，2015.

［10］ 吕文良.失眠的中医防治［M］.北京：金盾出版社，2004.

［11］ 袁娜.家庭必备偏验方系列 疼痛偏验方［M］.北京：中国医药科技出版社，2017.

［12］ 蔡琳，付田田.菊花的药理临床应用探讨［J］.黑龙江科学，2020，11（08）：26-27.

［13］ 吕选民，常钰曼.中药香囊的常用组分、功效、制作和防疫保健配方［J］.中国乡村医药，2020，27（05）：54-56.

［14］ 常晖，马存德，杨祎辰，等.丁香非挥发性成分及其药理活性研究进展［J］.天然产物研究与开发，

2020，32（11）：1954-1968.

［15］李锦绣.丁香现代药理研究进展［J］.实用中医药杂志，2002，18（006）：54-54.

［16］宋光西，马玲云，魏锋，等.丁香属植物的化学成分分类及药理作用研究进展［J］.亚太传统医药，2011，007（005）：179-181.

［17］刘祎.月季花的药理作用研究进展［J］.中国处方药，2018，16（01）：11-12.

［18］姜春兰，蔡锦源，梁莹，等.砂仁的有效成分及其药理作用的研究进展［J］.轻工科技，2020，36（07）：43-45，47.

［19］李生茂，曾滨阳，叶强，等.砂仁挥发油抗炎活性谱效关系研究［J］.中国实验方剂学杂志，2015，21（09）：133-136.

［20］张明发，沈雅琴.砂仁临床药理作用的研究进展［J］.抗感染药学，2013，10（01）：8-13.

［21］谢子锐，于月兰，蒲忠慧，等.草果化学成分的研究进展［J］.成都中医药大学学报，2020，43（02）：75-80.

［22］张琪，黄燕，杨扬.草果挥发油的研究进展［J］.时珍国医国药，2014，25（04）：931-933.

［23］丁艳霞，崔秀明，戴云.草果的研究进展［J］.特产研究，2005（04）：60-63.

［24］许晓莉."治未病"思想在预防甲型H1N1流感中的应用探讨［J］.中医儿科杂志，2010，6（03）：23-24.

［25］胡璇，王丹，于福来，等.草豆蔻的本草考证［J］.中国实验方剂学杂志，2020，26（21）：210-219.

［26］梁艳君，谭喜梅，黄燕琼，等.红豆蔻等3味山姜属中药的提取工艺研究［J］.浙江中医杂志，2017，52（12）：920-922.

［27］王萍，石海莲，吴晓俊.中药草豆蔻抗肿瘤化学成分和作用机制研究进展［J］.中国药理学与毒理学杂志，2017，31（09）：880-888.

［28］卜妍红，陆婷，吴虹，等.栀子化学成分及药理作用研究进展［J］.安徽中医药大学学报，2020，39（06）：89-93.

［29］董玲，黄湘，覃陆慧，等.山栀子根提取物对四氯化碳诱导肝纤维化大鼠的作用研究［J］.中药材，2019，42（04）：897-901.

［30］杨春启，连闻雨，王宇光，等.吴茱萸碱药理与毒理研究进展［J］.中国中药杂志，2021，46（20）：5218-5225.

［31］朱梅桂，蒋建勤.吴茱萸生物碱类化学成分及其药理活性研究近况［J］.云南化工，2020，47（08）：31-33.

［32］张慧，王艳艳，黄莉莉，等.基于网络药理学探讨吴茱萸——黄连药对治疗胃炎的机制研究［J］.中医药学报，2020，48（08）：29-36.

［33］袁才林，钱玺丞，何莲子，等.吴茱萸次碱药理研究进展［J］.山东化工，2020，49（11）：71-72.

［34］刘丽，张笑敏，许浚，等.吴茱萸化学成分和药理作用及质量标志物（Q-marker）的预测分析［J］.中草药，2020，51（10）：2689-2702.

［35］王锐莹，于巧宁，王洪涛，等.小茴香及其常见混伪品的分子标记鉴定［J］.食品科技，2021，46（05）：260-264.

［36］赵爱娟，安春霞.小茴香精油的正交优化提取及成分的GC/MS测定［J］.郑州师范教育，2021，10（02）：19-22.

［37］韦美理，黄锁义，陈李洁，等.小茴香不同溶剂提取物止血作用的初步实验研究［J］.海峡药学，2021，33（02）：10-13.

［38］周炜炜，王朋倩，杨秀娟，等.基于嗅觉受体的辛香类中药陈皮、丁香和小茴香药性表达的网络药理学研究［J］.中草药，2020，51（24）：6286-6293.

［39］王化禹.花椒的药理作用研究进展［J］.家庭生活

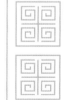

指南，2019（02）：285-285.

［40］王娟，杜静怡，贾雪颖，等.花椒精油及其水提物的香气活性成分分析［J］.食品工业科技，2021，42（20）：229-241.

［41］李春丽，孟宪华，尚贤毅，等.花椒化学成分及其抗氧化活性［J］.中草药，2021，52（10）：2869-2875.

［42］惠昱昱.荜茇根化学成分及其生物活性研究［D］.咸阳：陕西科技大学，2020.

［43］美丽，张小飞，陈红梅，等.荜茇在中医、蒙医中的应用概况及研究进展［J］.中草药，2018，49（08）：1957-1963.

［44］李建良，苏都娜，梁慧，等.荜茇的化学成分和药理作用的研究进展［A］//中国商品学会编.中国商品学会第五届全国中药商品学术大会论文集［C］.黑龙江：中国商品学会，2017.530-535.

［45］李丹，杨异卉，赖睿智，等.荜茇化学成分和药理活性研究现状［J］.中国临床药理学杂志，2017，33（06）：565-569.

［46］杨阔，高茸，马亚中，等.补骨脂素药理作用及肝毒性机制的研究进展［J］.中草药，2021，52（01）：289-298.

［47］张莹，吕惠子.补骨脂的化学成分和药理作用研究进展［J］.临床医药文献电子杂志，2020，7（30）：195.

［48］随家宁，李芳婵，郭勇秀，等.益智仁化学成分、药理作用及质量标志物研究进展［J］.药物评价研究，2020，43（10）：2120-2126.

［49］冯惠敏，王周平，徐德平.益智仁缩尿功效成分的研究［J］.食品与机械，2019，35（03）：172-175，181.

［50］金童.妙用陈皮化痰湿［N］.上海中医药报，2021-05-28（004）.

［51］杨柏灿.橘子全身都是宝，陈皮用好疾病少［N］.上海中医药报，2020-11-13（006）.

［52］梅振英，张荣菲，赵志敏，等.陈皮多甲氧基黄酮类成分组成、提取纯化及生物活性研究进展［J］.中成药，2020，42（10）：2709-2715.

［53］郑晓.千年人参，百年陈皮［N］.上海中医药报，2020-09-18（004）.

［54］姜静岩，苗桂玲.青皮的药理及临床应用［J］.时珍国医国药，2003，14（6）：374-374.

［55］李繁荣，孟淑环.青皮饮片炮制研究概述［J］.中国中药杂志，2005，30（012）：956-958.

［56］张新春，姜静岩.中药青皮的临床研究概况［J］.现代中西医结合杂志，2003，12（19）：2144-2144.

［57］董庆海，李雅萌，吴福林，等.川楝子的研究进展［J］.特产研究，2018，40（01）：63-68.

［58］郭鹏，李琳琳，刘翔.中草药川楝子挥发油与微量元素的成分分析［J］.大连民族大学学报，2017，19（03）：212-215.

［59］田斌，瞿孝兰，林义平，等.蛇床子化学成分及药理作用研究进展［J］.中药与临床，2020，11（01）：70-73，80.

［60］孙付军，陈慧慧，王春芳，等.柏子仁皂苷和柏子仁油改善睡眠作用的研究［J］.世界中西医结合杂志，2010，5（5）：394-395.

［61］孙付军，宋卫国，虞慧娟，等.不同含油量柏子仁药效学作用研究［J］.中华中医药学刊，2010，28（9）：1836-1838.

［62］朱景宁.香橼药材化学成分及质量标准研究［D］.北京：中国中医科学院，2007.

第三章

［1］国家药典委员会.中华人民共和国药典［M］.北京：中国医药科技出版社，2020.

［2］高学敏.中药学［M］.北京：中国中医药出版社，2012.

［3］杨明.中医香疗学［M］.北京：中国中医药出版社，2018.

［4］周德生，肖志红.中医外治方全书［M］.（珍藏本）长沙：湖南科学技术出版社，2015.

［5］詹永康，曹欣荣.常见病中医外治法［M］.长沙：湖南科学技术出版，1999.

［6］吴志坚，奉建军.水与健康［M］.北京：科学技术文献出版社，2018.

［7］王国强.全国中草药汇编［M］.北京：人民卫生出版社，2014.

［8］李淑芬，邓晓光.运用桂枝治疗风湿病的体会［J］.风湿病与关节炎，2021，10（04）：32-33，56.

［9］陆瑞敏，张迪，邹天远，等.桂枝汤在复法大方中的运用［J］.环球中医药，2021，14（04）：631-633.

［10］宋奇，谷松.再探桂枝汤功效［J］.国医论坛，2021，36（02）：3-6.

［11］曹迪，徐照辉，王芳芳.厚朴挥发油化学成分及其抗炎作用的实验研究［J］.中国中医药科技，2015，22（06）：647-649.

［12］谭珍媛，邓家刚，张彤，等.中药厚朴现代药理研究进展［J］.中国实验方剂学杂志，2020，26（22）：228-234.

［13］夏超.清热解郁药枕联合盐酸舍曲林片治疗痰热郁滞型癌因性疲乏病人抑郁的疗效观察［J］.全科护理，2017，15（01）：66-67.

［14］雷萌，戴佳锟，曹朵，等.侧柏叶和种子的化学成分及其药理作用研究进展［J］.生命的化学，2018，38（02）：281-289.

［15］公衍玲，金宏，王宏波.侧柏叶挥发油提取工艺及其抑菌活性研究［J］.化学与生物工程，2009，26（02）：36-38.

［16］喻梦竹，朱会晴，罗跃辉，等.肉桂酸糖脂衍生物的合成及其构效关系研究［A］//河南省化学学会编.河南省化学学会2020年学术年会论文摘要集［C］.郑州：河南省化学学会，2020：1.

［17］杨金来，严俊，孙青，等.肉桂醛的研究与应用进展［J］.应用化工，2020，49（12）：3218-3220.

［18］王仁凤.抗结核杆菌肉桂醛衍生物及二甲双胍衍生物的合成与抗菌机制的初探［D］.贵阳：贵州大学，2020.

［19］张薇，刘洋洋，邹宇琛，等.中药檀香化学成分及药理活性研究进展［J］.世界科学技术-中医药现代化，2020，22（12）：4300-4307.

［20］范竹鸣，王佑华，谢瑞芳，等.降香化学成分和药理作用研究进展［J］.时珍国医国药，2016，27（10）：2478-2480.

第四章

［1］国家药典委员会.中华人民共和国药典［M］.北京：中国医药科技出版社，2020.

［2］高学敏.中药学［M］.北京：中国中医药出版社，2012.

［3］沈庆法.实用中医大全［M］.上海：上海古籍出版社，1992.

［4］皮兴文，熊百炼，陈俊波.心血管病中医经验集成［M］.武汉：湖北科学技术出版社，2010.

［5］李国勇.实用临床耳鼻咽喉疾病学（上）［M］.长春：吉林科学技术出版社，2017.

［6］彭德乾，王灿红，刘洋洋，等.沉香的化学成分及其药理活性的研究进展［J］.中国现代应用药学，2021，38（03）：358-365.

［7］陈晓颖，黄跃前，陈玉婵，等.沉香挥发性成分与其抗肿瘤活性的灰色关联度分析［J］.中成药，2018，40（01）：224-227.

［8］刘迪，张冰洋，姚铁，等.乳香化学成分及药理作用研究进展［J］.中草药，2020，51（22）：5900-5914.

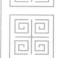

［9］ 哈瑞雯，周海燕，詹志来，等.乳香化学成分、药理作用研究进展及质量标志物的预测分析［J/OL］.中华中医药学刊，2021-03-30/2021-06-28.

［10］ 陈默.自制新型中药药枕治疗颈椎病的护理观察［J］.内蒙古中医药，2014，33（02）：5-6.

［11］ 孙灵芝.明清香药史研究［D］.北京：中国中医科学院，2015.

［12］ 朱亮，冷红文，谭力伟，等.枫香脂及其挥发油抗血栓作用［J］.中草药，1991，22（09）：404-405，432.

［13］ 李蓓，邵以德，郭济贤，等.枫香脂和苏合香的心血管药理学研究［J］.天然产物研究与开发，1999（05）：72-79.

［14］ 王洋，徐珠屏，王建，等.苏合香概述［J］.中药与临床，2013，4（03）：49-52.

［15］ 许福会.四味芳香开窍药抗急性心肌缺血作用的实验研究［D］.成都：成都中医药大学，2011.

［16］ 谢巧，车静，廖莉，等.安息香属植物化学成分及药理作用研究进展［J］.中药材，2020，43（01）：243-248.

第五章

［1］ 国家药典委员会.中华人民共和国药典［M］.北京：中国医药科技出版社，2020.

［2］ 高学敏.中药学［M］.北京：中国中医药出版社，2012.

［3］ 张俊庭.中医诊疗特技精典［M］.北京：中医古籍出版社，1994.

［4］ 刘源香，李谨，杨继国.麝香的药理作用及临床应用研究概况［J］.山东中医杂志，2014，33（08）：693-694.

［5］ 黄漠然，赵文靖，李晋生，等.牛黄及其代用品化学成分、分析方法和药理作用研究进展［J］.药物分析杂志，2018，38（07）：1116-1123.

第六章

［1］ 国家药典委员会.中华人民共和国药典［M］.北京：中国医药科技出版社，2020.

［2］ 高学敏.中药学［M］.北京：中国中医药出版社，2012.

［3］ 冰片香药之首［J］.中南药学（用药与健康），2017（02）：42-45.

［4］ 吴谕锋，朱泽宇，陈靖南，等.冰片药理作用及冰片酯的研究进展［J］.药学研究，2020，39（04）：217-224.

［5］ 曲柏超.浅谈冰片的药理研究与临床应用［J］.中国药物经济学，2012（02）：30-31.

［6］ 丁元刚，马红梅，张伯礼.樟脑药理毒理研究回顾及安全性研究展望［J］.中国药物警戒，2012，9（01）：38-42.